KNAUR
BALANCE

Über die Autorin:
Wanda Badwal, eine der bekanntesten Yoga- und Meditationslehrerinnen im deutschsprachigen Raum, ist zweifache Spiegel-Bestseller-Autorin, Coachin und Speakerin. Ihr erfolgreicher Podcast »Wanda Badwal – Remember who you are« zählt mehr als 1 Million Downloads. Ursprünglich als Viertplatzierte bei »Germany's Next Topmodel« im Rampenlicht, hat Wanda mutig ihren eigenen Weg eingeschlagen und sich nach innen gewendet. Nach über 10 Jahren als Model und Schauspielerin lebte und studierte sie die Philosophie und Praktiken des traditionellen tantrischen Hatha Yoga und Ayurveda auf Bali und in Indien. Als leidenschaftliche »Vollzeit-Yogi« hat Wanda ihr Leben der Yoga-Tradition, regelmäßiger Selbstpraxis und innerer Arbeit der persönlichen Weiterentwicklung gewidmet. Yoga ist für sie ein spiritueller Lebensweg, eine Praxis der Selbsterinnerung – »Remember who you are« ist das Leitmotiv ihres Unterrichts.

www.wandabadwal.com

Wanda Badwal

Deine CHAKRA YOGA Box

Nutze die Kraft
der 79 Chakra-Karten
für dein Leben

KNAUR BALANCE

Die in dieser Box vorgestellten Übungen wurden von der Autorin und dem Verlag sorgfältig geprüft und haben sich in der Praxis bewährt. Da jeder Mensch für sich besonders ist, können wir allerdings Ergebnisse nicht garantieren. Der Verlag und die Autorin schließen jegliche Haftung für Gesundheits- und Personenschäden aus.

Besuchen Sie uns im Internet:
www.knaur-balance.de

MIX
Papier | Fördert
gute Waldnutzung
FSC® C130076
FSC
www.fsc.org

Originalausgabe April 2024

Ein Imprint der Verlagsgruppe
Droemer Knaur GmbH & Co. KG, München

Redaktion: Tamara Fromme
Covergestaltung: Isabella Materne
Coverabbildung: Dirk Spath, Iris Haindl und Shutterstock.com
Bildnachweis:
Karten: Illustrationen: Julia Flemmer (Gottheiten, Kapitelaufmacher-Illustrationen, Chakren-Leiter), Iris Haindl (goldene Icons), Julia Dreams (Wasserfarb-Elemente), alle übrigen illustrativen Elemente von Shutterstock.com
Fotos: Dirk Spath, München (alle Yoga-Fotos),
Ulrike Reinhold (Kapitelaufmacher Wurzel-Chakra, Sakral-Chakra, Nabel-Chakra, Herz-Chakra, Kehl-Chakra, Stirn-Chakra, Kronen-Chakra)
Booklet: Illustrationen: Julia Flemmer (Chakren-Leiter, Kapitelaufmacher-Illustrationen), Karin Etzold (Chakren-Rad, S. 44)
Alle übrigen illustrativen Elemente von Shutterstock.com
Satz und Layout: Adobe InDesign im Verlag
Druck und Bindung: Print Factory, Istanbul
ISBN 978-3-426-44798-7

2 4 5 3 1

INHALT

VORWORT

Liebe*r Yogi*ni,

ich freue mich sehr, dir – passend zu meinem Buch *Chakra Yoga* – diese praxisnahe CHAKRA YOGA BOX vorstellen zu dürfen.

Ich befasse mich seit vielen Jahren intensiv mit den Chakren. Sie sind ein essentieller Teil der tantrischen Yogalehren, und somit ist das Chakren-System auch ein wichtiger Bestandteil meines Unterrichts und meiner Yogalehrerausbildungen. Ich sehe das Chakren-Modell als eine Einladung, mehr über uns zu erfahren und zu verstehen, uns selbst tiefer lieben zu lernen, uns weiterzuentwickeln und zu wachsen.

In dieser Box habe ich dir aus meinem Buch zu jedem der 7 Chakren eine Auswahl an Yoga-Übungen, wie Asanas, Pranayama, Meditationen und Mantren, zusammengestellt. Außerdem gibt es Methoden aus dem Bereich des Coachings und der Psychologie, wie positive Affirmationen, Reflexionsfragen, Achtsamkeitsübungen und wertvolle Tipps für deinen Alltag. Die Karten sind eine Einladung an dich, die Chakren in deinem ganz persönlich Rhythmus und deinem eigenen Tempo zu verstehen und zu erfahren. Du entscheidest selbst, welche Praxis du gerade auf deiner Chakren-Reise benötigst.

In diesem Booklet findest du außerdem ausgewählte Informationen über das Chakren-System, einen Chakren-Schnelltest und einen Überblick über die Eigenschaften der einzelnen Chakren.

Ich wünsche dir, dass du beim Lesen und Üben Klarheit darüber erlangst, welche Themen in deinem Leben Aufmerksamkeit und Balance brauchen. Damit deine Energie wieder freier fließen kann und du zunehmend Heilung in deinen Beziehungen und Akzeptanz für dich selbst erfahren kannst.

Diese Box soll dir positive Gefühle schenken, wann immer du die Karten in die Hand nimmst. Ich wünsche mir, dass die Karten deine spirituelle Praxis ergänzen und erweitern.

Erkenne dein Licht und erforsche die Vielfalt deines inneren Regenbogens. Möge dich diese Box inspirieren und für dich ein kleiner Trittstein auf dem Weg »nach Hause« sein.

In Liebe & Dankbarkeit

Deine Wanda ♡

EINFÜHRUNG

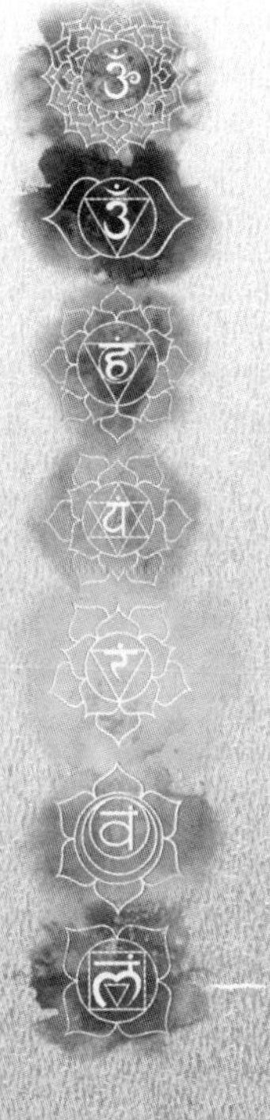

EINFÜHRUNG IN DAS CHAKREN-SYSTEM

Was ist ein Chakra? Bedeutung und Wirkung

Das Wort Chakra stammt vom Sanskritbegriff »Cakra« ab, was »Rad«, »drehendes Energiezentrum«, »Energiewirbel« bedeutet. Es ist auch eine Metapher für die Sonne – das große Rad, das über das Himmelszelt rollt und symbolisch auch für den Kreislauf der Zeit steht. »Kalachakra« bedeutet »Zeitzyklen«. Zeit ist ein Maß der Veränderung – sowohl äußerer Veränderungen in der Welt und im Universum als auch innerer Veränderungen im Körper.

Ein Chakra ist ein Energiezentrum, das den Energieaustausch zwischen dem Menschen und seiner Umwelt herstellt. Als Vorbild kann das Atmungssystem für den Luftaustausch zwischen einem Individuum und seiner Umwelt dienen. Ebenso wie die Lunge nehmen Chakren Lebensenergie aus dem Universum auf, speichern sie und geben sie wieder ab. Dadurch erfolgt ein ständiger Energieaustausch mit Informationen von außen: Sie gelangen in unsere Organe, Drüsen und in unser Nervensystem. Die Chakren beeinflussen den ganzen Körper und den Geist. Sie sind unsere Hauptenergiezentren, die in unserem nichtphysischen, feinstofflichen Energiekörper entlang der Wirbelsäule verlaufen – beginnend an unserem Steißbein, dem Ende der Wirbelsäule, bis nach oben zur Kopfkrone. Würden wir den physischen Körper aufschneiden, könnten wir darin also keine Chakren finden. Auf physischer Ebene sind die sieben Chakren nahe der sieben Hauptnervenganglien verortet, die von der Wirbelsäule ausgehen.

In der tantrischen Tradition stellen Chakren aber auch Fokuspunkte der Meditation dar, die verwendet werden, um bestimmte Bewusstseinsebenen und Qualitäten zu erwecken. Das Chakren-System spiegelt die Erfahrungen und Reflexionen von Suchenden auf dem spirituellen Weg wider. Frühzeitliche Yogis entdeckten die Chakren in tiefen Zuständen der Meditation. Sie »sahen«, »hörten« und »spürten« die Chakren innerlich als sich drehende, vibrierende Energiezentren rund um die Wirbelsäule. Diese Orte im menschlichen Körper werden als Energiestrukturen, Scheiben oder Blumen dargestellt. Sie sind phänomenologisch begründete Konzepte, die sich dort befinden, wo wir Menschen emotionale und spirituelle Energie bündeln und erleben können.

Wie wir die Chakren erfahren können

Um Chakren erfahren, um sie innerlich »sehen«, »spüren« oder »hören« zu können, braucht es besondere Sensibilität. Es erfordert Geduld und viel Praxis, um einen Zugang und eine tiefe Beziehung zu Prana, deiner Lebensenergie, zuverlässig herstellen zu können. Ein geübtes Auge kann um den physischen Körper eines Lebewesens herum Energiestrukturen in

Form von Farben und Licht erkennen. Traditionelles Tantra Yoga ist die ausgearbeitete Technologie, um diese Innensicht zu kultivieren; die Fähigkeit, das Unsichtbare wahrzunehmen. Die Yoga-Tradition vertritt die Auffassung, dass Maya (Illusion) wie ein Vorhang wirkt, der die höchste Realität verdeckt. Der Weg des Yoga handelt davon, diesen Vorhang zu lüften und uns zu erlauben, die dahinter liegende Wirklichkeit aus Energien und Vibrationen zu erkennen, die gleichzeitig in dieser materiellen Welt existiert.

Blockaden in den Chakren

Durch manche unserer Chakren fließt Prana flüssiger und durch manche etwas stärker oder sogar zu stark. Ein Chakra kann also in der Balance (Energie fließt gleichmäßig und harmonisch), in der Unterfunktion (wenig Energie) oder in der Überfunktion (zu viel Energie) sein. Ähnlich, wie es bei Batterien der Fall ist, können Chakren sehr stark geladen werden oder sogar überladen sein: Dies kann als eine Einladung gelten, dich um dieses Chakra und diese Körperbereiche sowie die dazugehörigen Lebensthemen besonders zu kümmern, um möglichst alles im Gleichgewicht zu halten.

So kann dir das Chakren-System helfen

Das Chakren-System bietet für jeden Menschen eine wunderbare Landkarte der Orientierung, um sich selbst besser kennen- und verstehen zu lernen, wo eigene »Baustellen« liegen. Wo und in welchen Bereichen meines Lebens habe ich einen Überfluss an Energie? Und in welchen Bereichen fließt zu wenig? Im Herzen könnte z.B. für die meisten von uns mehr Energie fließen. Vielleicht kannst du die Chakren an bestimmten Punkten deines Körpers besonders deutlich wahrnehmen und an andern weniger stark. Tiefer in das Wissen um die Chakren einzutauchen ist wie eine spannende Entdeckungsreise. Zu erfahren, in welchem Chakra wir lebendig schwingen, welches balanciert, welches zu schwach und welches überaktiv schwingt, kann wichtige Veränderungen anstoßen.

Unausgeglichene oder »blockierte« Chakren erzeugen eine ganze Reihe von mental, emotional und physiologisch unangenehmen Zuständen. Ein blockiertes Chakra kann sich als physische Krankheit auswirken oder auch als mentale Krankheit oder Disbalance. Vorausgesetzt du weißt, wie sich jedes Chakra auf eine bestimmte Körperfunktion und einen bestimmten Lebensbereich auswirkt, kannst du feststellen, wo verborgene Themen auf dich warten. Praktiken und Techniken wie Asanas, Pranayama, Meditation, Therapie und Energieheilung können genutzt werden, um dein Chakren-System auszugleichen und deine Gesundheit physisch, emotional, mental und spirituell wiederherzustellen. Wenn unsere Chakren, d.h. unsere entsprechenden Lebensthemen, in Balance sind, leben wir gesund, zufrieden – und im Einklang mit unserem höchsten Selbst. Unbalancen in unserem Leben können wir immer in direktem Zusammenhang mit einer Unbalance in dem jeweiligen Chakra erkennen. Um körperliche und geistige Krankheiten zu heilen und spirituelles Wachstum zu fördern, hilft es, wenn wir unsere Chakren kennen und verstehen, wo die Schwierigkeiten liegen, um mit ihnen arbeiten zu können. Es gibt Chakren, die in gewisser Weise unser »Achillesferse« sind und bestimmte Wachstumsthemen für uns enthalten. Zudem kann es sein, dass ein Chakra je nach Lebensphase stärker oder schwächer schwingt.

Man kann nicht oft genug betonen, dass wir Menschen keine statischen Wesen sind, sondern lebendige Prozesse. Auf die Chakren bezogen bedeutet das, dass sich eine Prädominanz oder Unbalance in einem Chakra im Laufe der Zeit immer wieder ändern kann. Beobachte und erforsche selbst. Von einem holistischen Blickwinkel aus gesehen streben wir an, in einem ausgeglichenen Zustand zu leben. Unser physischer, mentaler und energetischer Körper sollte in einem Gleichgewicht sein. Es ist essenziell, dass unsere sieben Chakren offen, balanciert und flüssig bleiben. Durch Blockaden kann Energie (Prana) nicht fließen und Krankheiten – ob mental oder physisch – entwickeln sich leichter. Durch die Asana-, Pranayama- und Meditationspraxis im Yoga streben wir an, die Chakren in Balance, d. h., in Einklang zu bringen.

DIE FEINSTOFFLICHE ANATOMIE IM HATHA YOGA

Prana

»Prana« bedeutet Lebenskraft, Lebensatem und Lebensenergie. Es gilt als die belebende Kraft, die alles durchdringt und gleichzeitig Ursprung aller Dinge ist. Es belebt das ganze Leben (prakriti) und ist der kreative, dynamische Aspekt des Bewusstseins. Alles, was wir in der Natur beobachten können, wird von Prana »beatmet« – Pflanzen, Tiere und wir Menschen. Ohne Prana in unseren Zellen würden wir sterben. Wir können Prana in unserem biologischen System sammeln, wie Elektrizität in einer Batterie gespeichert wird. Wir finden Prana hauptsächlich in der Natur und können es durch Luft, Sonnenlicht und Nahrung (die durch Sonnenlicht wächst) in uns aufnehmen.

Das Herzstück der traditionellen tantrischen Hatha-Yoga-Praxis ist Pranayama. Prana = Lebenskraft, yama = sammeln oder zurückhalten. Durch die Pranayama-Praxis wollen wir Prana sammeln und im Körper halten, unsere Lebensenergie erhöhen und nicht verschwenden, damit sich unsere Gesundheit und unser Wohlbefinden verbessern. Im Yoga wollen wir eine tiefe Beziehung zu Prana, dieser Lebenskraft und Intelligenz, aufbauen. Ziel ist es, sensibler zu werden für unsere eigene Energie und die Energien um uns herum. Die Speicherorte unserer Energie sind die Chakren (Energiezentren) in unserem Energiekörper (Pranamaya Kosha). Hier ist vor allem das dritte Chakra als die größte Prana-»Batterie« in unserem Körper, unser Sonnenzentrum, von Bedeutung.

Die Nadis – unsere Energieleitbahnen

Energie existiert nicht einfach nur, sie fließt. So wie Wasser Ufer benötigt, um sich in einem Fluss zu sammeln, benötigt Prana eine Leitung, durch die es fließen kann. Auch der Begriff Nadi stammt aus dem Sanskrit und bedeutet »kleiner Fluss«, »Kanal« oder »Gefäß«. Laut Tantra gibt es im menschlichen Körper Tausende dieser subtilen Energiekanäle, durch die Prana fließen kann. Die tantrisch-yogische Tradition geht von 72 000 Nadis im menschlichen Körper aus, andere Traditionen sprechen von 100 000–350 000 feinstofflichen Energieleitbahnen. Diese Energieflüsse können in sehr tiefen Meditationszuständen innerlich »gesehen« oder »gehort« werden. Die spezifischen Töne, die von den 50 großen Nadis ausgehen, die von der Wirbelsäule abzweigen, bilden das Sanskrit-Alphabet. Das Wissen um die Nadis und ihre Klänge bildet an sich schon einen vollständigen Weg des Erwachens ab: Nadi Tantra.

Unter den Tausenden von Energiekanälen sind in der Yoga-Praxis vor allem drei Haupt-Nadis relevant:

Ida Nadi – Mondkanal: links von der Wirbelsäule. Der introvertierte Mondkanal.
Pingala – Sonnenkanal: rechts von der Wirbelsäule. Der extrovertierte Sonnenkanal.
Sushumna – Feuerkanal: in der Mitte der Wirbelsäule. Der zentrale Kanal, durch den die Energie des Kundalini-Shakti, die Energie, die für unser Erwachen zuständig ist, fließt.

Hatha-Yoga zielt darauf ab, die äußeren Nadis – Ida und Pingala – zu klären und zu reinigen, während die tieferen Praktiken des Tantra für die Aufnahme von Prana in der Wirbelsäule verantwortlich sind. Ziel ist es, die Energie genau in der Mitte der Wirbelsäule zu sammeln. Die primären Energiekanäle, Ida und Pingala, bestimmen die Eigenschaften des menschlichen Körpers und Geistes. Indem wir sie reinigen und von festsitzender Energie befreien, können wir beginnen, die spirituelle Realität wahrzunehmen, die jenseits der normativen Welt existiert.

Sushumna Nadi ist das wichtigste Nadi im ganzen Körper. Er fließt im Kern der Wirbelsäule der zentralen Achse des Rückgrats, ist aber weitaus feiner als die Wirbelsäule selbst. Laut Tantra beginnen die Nadis an der Basis der Wirbelsäule im Muladhara-Chakra. Von hier aus fließen die drei Ströme der Energie nach oben, drehen sich wie eine Doppelhelix um sie herum und treffen sich am Nasenrücken bis zum Dritten Auge, dem Ajna-Chakra. Dieser Punkt wird Mukta Triveni – Befreiung der drei Hauptnadis – und das Erwachen der Kundalini-Energie genannt. In Tantra- und Hatha-Yoga-Schulen wird

Shushumna als der Schlüsselkanal angesehen, durch den die erweckte Kundalini-Shakti-Energie die gesamte Wirbelsäule hindurch nach oben strömt und auf ihrem Weg alle Chakren öffnet und durchdringt. Sahasrāra ist ihr endgültiges Ziel.

Kundalini, die Schlangenkraft

Kundalini ist eine spezielle Form von Energie und die höchste Form von Prana. Kundalini kann als »schlafende Schlange, die an einem tiefen Ort in deinem Körper lebt« übersetzt werden. Kundalini ist ein Name für das Mächtige, aber bei den meisten Menschen schlafende Potenzial, das an der Basis der Wirbelsäule lokalisiert wird. Die Basis der Wirbelsäule ist das Zuhause des Wurzel-Chakras, Muladhara. Diese Energie wird metaphorisch in Form einer in 3½ Windungen aufgerollten schlafenden Schlange dargestellt. Sie ist ein mystisches Symbol für Macht und höheres Bewusstsein. Ein anderer Name für Kundalini ist »Shakti«. »Shakti« bedeutet Kraft/Macht und wird als weibliche Energie verstanden. Jede Form des Erwachens – ob Nirvana, Moksha oder Erleuchtung genannt – ist mit dem Erwachen der Kundalini verbunden.

Die fünf Pancha Koshas – Die Schichten des Seins

Das Chakren-System und das Konzept der Pancha Koshas bietet uns eine vielschichtige Betrachtungsweise auf den Menschen. Pancha Kosha ist ein Schema, das in der Yoga-Philosophie begründet ist, in dem es fünf Bewusstseinsebenen gibt, durch die alle Erfahrungen gefiltert werden.

Das Modell umfasst alle Aspekte der Existenz: von grob bis transzendent. Jede Schicht unseres Seins ist in den alten Texten als »Umhüllung« beschrieben. Jede Körperschicht wird von einer anderen umhüllt: von der äußersten Schicht, der Grenze unseres physischen Körpers mit mehr Dichte, bis zu den feinstofflicheren Ebenen im Zentrum. Die Koshas kannst du dir wie die Schalen einer Zwiebel vorstellen. Die Schichten wirken ineinander und stehen miteinander im Kontakt, sind aber nicht klar voneinander getrennt. Das Kosha-Modell ist eine Reise von außen nach innen. Der Energiekörper reguliert die physischen und mentalen Energien durch die Chakren und Nadis. Die Chakren sind Teil des Energiekörpers. Gleichzeitig interagieren alle Schichten, alle Koshas miteinander.

Ungleichgewichte und Blockaden innerhalb eines Energiekörpers haben weitreichende Auswirkungen auf die Funktionalität deines physischen Körpers und deines gesamten Organismus.

Die fünf Pancha Koshas

1. Annamaya Kosha – Der physische Körper
2. Pranayama Kosha – Der vitale Energiekörper
3. Manomaya Kosha – Der mentale Körper
4. Vijnanamaya Kosha – Der Weisheitskörper
5. Anandamaya Kosha – Der Glückseligkeitskörper

Chakren – Zentren der Selbsterfahrung

Das Chakren-System bietet umfangreiche Möglichkeiten zur Selbsterfahrung. Du findest in dieser Box eine Reihe von Anregungen und Impulsen, mit denen du dich selbst besser kennen- und verstehen lernen kannst. Mithilfe effektiver, erprobter Methoden und Praktiken kannst du deine Chakren und die dazugehörigen Lebensthemen intensiv erforschen. Ich lade dich ein, dich von einer dualistischen Sichtweise über »richtig oder falsch?« zu verabschieden und dich für unentdeckte Realitäten zu öffnen, die gleichzeitig und nebeneinander existieren. Nutze, was dir hilfreich erscheint und dir guttut. Im Mittelpunkt steht der innere Bezug zu deinen Chakren. Wir können viel Wissen ansammeln, doch das Wichtigste bleibt deine persönliche Erfahrung.

Übersicht Chakren-Karten

Jedes Chakra und die dazugehörigen Karten haben eine eigene Farbe. Auf der Rückseite kannst du außerdem jeweils den Namen des Chakras sowie das dazugehörige Mantra auf Deutsch und Sanskrit lesen. Der Aufbau eines Chakras ist immer gleich. Jedes Thema hat zudem ein eigenes, goldenes Symbol, damit du dich besser orientieren kannst:

Pro Chakra findest du je 11 Karten zu folgenden Themen:

Das Chakra und seine zentralen Lebensthemen

Gleichgewicht und Ungleichgewicht im Chakra

Zwei wichtige Yoga-Asanas

Pranayama-Praxis

Chakra-Meditation

Gottheit und Mantra

Reflexionsfragen

Affirmation

Alltagstipps

Praktische Achtsamkeitsübung

Hinweise zu den Übungen auf deinen Chakren-Karten

Gleichgewicht und Ungleichgewicht im Chakra

Anhand ausgewählter Merkmale der Balancen und Unbalancen kannst du dir einen guten Überblick über ein Chakra verschaffen. Beobachte, was die jeweilige Karte bei dir auslöst und ob du dich in einem der Bereiche wiedererkennst oder sogar »ertappt« fühlst. So kannst du schnell feststellen, ob dieses Chakra grade in Balance schwingt oder eher nicht. Mithilfe der praktischen Übungen, der Reflexionsfragen, der Alltagstipps, Asanas, Atem- wie Meditationsübungen kannst du dann ganz gezielt mit einem Chakra deiner Wahl arbeiten und so Ungleichgewichte in den bestehenden Lebensthemen ausbalancieren.

Zwei wichtige Yoga-Asanas

Zu jedem Chakra sind zwei der wichtigsten Asanas dargestellt. Sie beziehen sich auf den Körperbereich, in dem das Chakra verortet ist. Jede Übung hat eine bestimmte Wirkung auf unser Körper-Geist-Energie-System.

Die beiden Asanas sind nur ein kleiner Ausschnitt der zahlreichen Variationen. Sie sollen dir ein Gefühl dafür vermitteln, welche Übungen den betroffenen Körperbereich ansprechen und öffnen können.

Du kannst die beiden ausgewählten Asanas als einzelne Übung praktizieren oder sie als Inspiration nutzen und sie in deine eigene kreative Sequenz einbauen. Bei schwierigeren Asanas, wie zum Beispiel einer starken Rückbeuge oder einer Umkehrhaltung, empfehle ich dir vorab ein kleines Warm-up.

Zu jeder Asana findest du außerdem eine Affirmation, die du während, vor oder nach dem Üben in deine Praxis einbeziehen kannst.

Hinweis: Asymmetrische Haltungen, Drehungen und Seitbeugen immer rechts und links ausführen. Weitere Infos zu den passenden Asanas findest du im jeweiligen Chakren-Kapitel dieses Booklets.

Pranayama-Praxis

Pranayama kann mit »Atemkontrolle« oder »Atemausdehnung« übersetzt werden. Wenn wir beginnen, unsere Atmung an- und einzuhalten, praktizieren wir Pranayama. Pranayama ist das Herzstück des Hatha-Yoga. Durch bewusste Kontrolle des Atems erlangen wir Einfluss auf unser Energielevel und die Qualität unseres Geistes. Verlängerte Einatmung wirkt energetisierend (Sonnenatmung), verlängerte Ausatmung hingegen beruhigend (Mondatmung). Achtsamkeit für die Atmung ist der Hauptschlüssel, um bewusster zu werden und sich im gegenwärtigen Moment zu verankern. Bitte lies dir bei jeder Pranayama-Übungskarte die Anleitung sorgfältig durch, lege den Fokus beim Üben auf Präzision und frage bei Unsicherheiten deine*n Yogalehrer*in.

Chakra-Meditation

Meditation ist eine mentale Praxis, die den Geist trainiert. Dies geschieht mithilfe eines Objektes, wie zum Beispiel dem Atem. Meditation ist ein Weg, mentale Unruhe zu beruhigen. Regelmäßige Praxis bewirkt Klarheit, Konzentration, Ruhe und inneren Frieden. Meditation lehrt uns, auf die Qualität und den Inhalt unserer Gedanken zu achten und dafür Verantwortung zu übernehmen. Die Meditation auf die Chakren ist definitiv eine spezielle Form der Meditation: Auf ein Chakra zu meditieren setzt voraus, dass du bereits gelernt hast, für längere Zeit still zu sitzen, deinen Geist durch die bewusste Atem- und Energieführung zu beruhigen und zu fokussieren.

Tantrische Meditation Die meisten Meditationspfade konzentrieren sich darauf, den Geist zu beruhigen und einen »Beobachter« oder »Zeugenbewusstsein« zu entwickeln. Obwohl die tantrischen Yogis den Nutzen dieses Ansatzes kannten, war ihr Hauptaugenmerk ein anderes. In der tantrischen Traditionslinie, aus der ich komme, geht es zunächst auch um die Fähigkeit, den eigenen Geist zu stabilisieren, als Basis für die darauf aufbauende Energiearbeit. Wenn wir ruhig in Meditation sitzen, beginnen wir mit Prana zu arbeiten. Wir wollen sensibel werden für Prana in einem bestimmten Chakra und eins werden mit dem Erleben. Die Betonung liegt hier auf der Erfahrung: Eine Visualisierung schafft ein Bild und damit Distanz zwischen dir und dem Erlebten. So entsteht nur eine Vorstellung von einem Chakra. Intellektuelles Wissen kann uns am direkten Erleben hindern, wenn wir alles benennen.

Wie lange sollte ich mit einem Chakra arbeiten? Du kannst die Länge der Meditation individuell anpassen: angefangen von 10, 20 bis zu 30 oder 40 Minuten. Beginne mit der kürzesten Zeitspanne und steigere dich langsam. Nimm dir Zeit, um jede Meditation in Ruhe – möglichst täglich – zu üben. Stelle dir am besten einen Timer. Bleibe ungestört. Bevor du die Meditation beginnst, lies sie dir zwei- bis dreimal durch, sodass du während der Praxis ganz in der Erfahrung bleiben kannst und nicht ins Buch schauen musst. Lasse dir Zeit. Es gibt keinen Zwang, dich möglichst schnell durch die Chakren zu arbeiten, genieße die Reise. Hast du dich entschieden, auf welches Chakra du dich konzentrieren möchtest, empfehle ich dir, mindestens 30–40 Tage dabei zu bleiben. Langfristige neurologische Veränderungen im Gehirn brauchen mindestens 30 Tage, bis sie als neue Gewohnheit fest installiert sind. Die Arbeit mit den Chakren sind ganze Lebensthemen. Ein Monat ist die kürzeste Zeitspanne, die ich dir empfehlen würde, um damit zu arbeiten. Nachhaltiger wirken drei Monate oder länger. Unbalancen und Blockaden in bestimmten Bereichen deines Energiekörpers sind nicht über Nacht entstanden, d. h., sie zu lösen kann dauern, Heilung braucht Zeit.

Wichtige Hinweise: Eine Ausnahme bilden das 1. und 2. Chakra. Hier empfehle ich dir, nur 3–5 Tage am Stück auf ein Chakra zu meditieren. Auf das Nabel- und Herzzentrum oder das 3. Auge kannst du sogar 1–3 Jahre meditieren. Dort kannst du dich gut verankern. Auf das 7. Chakra längere Zeit zu meditieren ist nicht empfehlenswert, da es uns zu »körperlos« machen kann. Wir durchlaufen in der Kronen-Chakra-Meditation alle 7 Chakren, um sie zu balancieren und mit der Krone zu verbinden.

Gottheit und Mantra

Jedes Chakra wird durch die Essenz eines Bija-Mantras ausgedrückt, das du jeweils auf der Rückseite deiner Chakrenkarten findest. Zusätzlich gibt es eine Karte mit einem Göttinnenbild und einem dazu passenden Mantra, das du singen, rezitieren oder mit welchem du meditieren kannst.

Ein Mantra ist eine heilige Silbe, ein Klang oder ein Wort. Die meisten Mantren sind auf Sanskrit geschrieben. Der Begriff »Mantra« setzt sich aus den Worten »manas«, »Geist«, und »tra«, »Ausdehnung«, »Schutz« zusammen. Ein Mantra erweitert also unseren Geist, dehnt ihn aus und schützt ihn gleichzeitig vor negativen Tendenzen. Ein Mantra laut gesprochen oder gesungen spricht vorwiegend den bewussten Teil des Geistes an. Ein Mantra leise zu rezitieren berührt das Unterbewusstsein. Wenn wir Mantren rezitieren, sollten wir sie nicht schnell herunterbeten, sondern den Geist in Stille halten, sodass wir die Resonanz der Mantren innerlich hören. Der Wert eines Mantras entwickelt sich in seiner Intensität, je nach Dauer der Zeit, die du darin investierst. Wenn du mit einem Mantra arbeitest, bleibe 40 Tage dabei, ohne es zu verändern. Wenn du die Mantra-Praxis ernsthaft betreiben willst, ist es sinnvoll, dir eine*n Lehrer*in zu suchen. Häufig wird für die Mantra-Praxis eine Gebetsperlenkette als Hilfsmittel verwendet, die als Mala bekannt ist. Man lässt sie durch die Finger gleiten und benennt bei jeder Perle sein Mantra. Eine Mala besteht traditionell aus 108 Perlen und einer Guru-Perle (Bindu). Die Zahl 108 gilt als heilige Zahl.

Umgang mit Gottheiten Jede Gottheit, gleich aus welcher Tradition, steht für eine spezifische Energie und Frequenz, die sie verkörpert. Diese Energien und ihre Attribute können wir in der Natur, in unserem Alltag, aber auch in uns selbst wiederfinden und erwecken. Jesus Christus zum Beispiel steht für die bedingungslose Liebe, ebenso wie der Gott Krishna. Beide werden dem Herz-Chakra zugeordnet. Ich möchte dich ermutigen, die Bilder der Gottheiten auf den Karten auf dich wirken zu lassen. Sie besitzen Persönlichkeit, Gefühle und Urteilsvermögen – du kannst mit ihnen kommunizieren. Wen magst du? Wer rührt etwas in dir an? Wen fürchtest du? Entscheide intuitiv, wer dich anspricht. Es kann eine hilfreiche Fokussierung und Projektionsfläche sein, die Karten, das Bild oder eine Statue einer Gottheit aufzustellen und einen kleinen Altar einzurichten.

Reflexionsfragen

Für jedes Chakra habe ich spezifische Fragen auf einer Karte zusammengestellt. Sie sollen zum Nachdenken anregen und dir dabei helfen, ungelöste Themen und Blockaden in diesem Energiezentrum aufzuzeigen. Einige der Fragen mögen leicht für dich zu beantworten sein, andere brauchen mehr Zeit, um zu reifen oder mit Freunden darüber zu reflektieren. Hilfreich wäre ein Notizbuch, das du ausschließlich deiner Chakren-Arbeit widmest. Manche Fragen können auch unangenehme Gefühle auslösen. Überfordere dich nicht. Das Bewusstwerden ist schon ein erster Schritt Richtung Veränderung. Sei ehrlich mit dir selbst.

Der beste Zeitpunkt zum Schreiben ist am Morgen direkt nach dem Aufwachen und es reicht, wenn du dir dafür 5–10 Minuten Zeit nimmst. Ich empfehle dir, einfach loszuschreiben, ohne nachzudenken, lasse die Energie ganz intuitiv aus deiner Hand fließen. Lies dir erst im Anschluss durch, was du geschrieben hast.

Affirmationen

Zu jedem Chakra gibt es positive Affirmationen, die du auf einer einzelnen Karte und bei den Yoga-Asanas findest. Eine Affirmation ist ein positiver Glaubenssatz. Sie kann deinen Geist in eine bejahende, positive Haltung bringen, sie sollte dich in deiner Zielsetzung bestärken und sich gut anfühlen. Die bestärkende Wirkung des Wortes oder eines Satzes sollte schon beim ersten Lesen oder Hören für dich spürbar sein. Um einen neuen (Glaubens-)Satz in deinem Unterbewusstsein zu installieren, ist es sinnvoll, 30 bis 40 Tage mit der Affirmation zu arbeiten, indem du sie mehrmals täglich wiederholst.

Für die Affirmationskarte habe ich eine besonders starke Affirmation passend zum jeweiligen Chakra gewählt. Dieser Kraftsatz ist extra groß für dich gedruckt, damit du die Karte wirklich nutzen kannst und sie zum Beispiel an deinen Spiegel hängen, auf deinen Schreibtisch stellen oder in dein Journal legen kannst, sodass dieser Satz dich immer begleitet.

Alltagstipps, um das Chakra auszubalancieren

Diese Ideen können deine Chakrenarbeit inspirieren und sie ins Alltagsleben integrieren. So kann z. B. das Tragen der Farbe Gelb deine Kraft im Nabelzentrum stärken, eine Bergwanderung wirkt stimulierend auf dein Kronen-Chakra und Tanzen bringt dein Sakral-Chakra in Schwung.

Praktische Achtsamkeitsübung

Zu jedem Chakra gibt es eine Karte mit einer Achtsamkeitsübung. Sie soll dich mit den Lebensthemen des Chakras in Verbindung bringen. Der erste Schritt zur Veränderung ist Achtsamkeit: das Bewusstsein über ein ungünstiges Verhalten oder eine Blockade. Was hältst du in diesem Energiezentrum, in diesem Bereich deines Körpers? Was möchte dir dieses Organ im Zusammenhang mit dem Thema des Chakras sagen? Achtsamkeit hilft dir, mit dem physischen und energetischen Körper tiefer in Kontakt zu kommen.

WIE DU MIT DIESER BOX ARBEITEN KANNST

Ein Herzenswunsch von mir für dich

Das Wichtigste vorweg: Mir ist es ein Herzensanliegen, dass dieses Kartenset von dir »gelebt wird« und dass die Karten nicht irgendwo in deinem Bücherregal verstauben.

Das bedeutet, dass ich dich bitte, diese Karten in dein Leben mitzunehmen. Hänge dir die Affirmation an den Spiegel oder klebe sie dir auf dein Visionboard. Lege dir die Reflexionskarte in dein Journal oder nimm sie mit zum Kaffee mit Freund*innen und stellt euch gegenseitig die Reflexionsfragen darauf – es werden bestimmt spannende Gespräche entstehen. Nimm dir die Karte mit der Atemübung mit ins Büro und nutze die Mittagspause dafür. Stelle dir die Gottheitenkarte auf deinen Altar oder auf den Schreibtisch, und wann immer du es brauchst, schließe die Augen und rezitiere innerlich das Mantra dieser Gottheit (3-, 7-, 9-, 11- oder 108-mal mit einer Malakette). Hab Freude mit den Karten und mache sie zu deinen Freundinnen 😊

3 Möglichkeiten, mit den Karten zu arbeiten

Hier findest du drei unterschiedliche Möglichkeiten, wie du mit deinen CHAKRA YOGA Karten arbeiten kannst:

1. Wähle dein »schwächstes Chakra« und arbeite daran
Anhand des Chakren-Schnelltests (siehe S. 35) kannst du dir einen guten ersten Überblick verschaffen, welches deiner Energiezentren vielleicht zu viel Energie und Aufmerksamkeit erhält und in welchem Chakra, dem dazugehörigen Körperbereich und den jeweiligen Lebensthemen, zu wenig Energie fließt. Auch die Karte mit den Merkmalen der Balancen und Unbalancen in dem jeweiligen Chakra gibt dir einen guten Überblick und ein Gefühl dafür, wie es momentan um dieses spezifische Chakra steht.

Ganz nach dem Motto »Die meisten Menschen brauchen das am nötigsten, was sie am meisten vermeiden«, stellt das Chakra, mit welchem du nur ungern arbeitest, vielleicht das mit dem größten Wachstumspotenzial für dich dar.

Wenn du dich für ein Chakra und die dazugehörigen Lebensthemen entschieden hast, empfehle ich dir, dich für 40 Tage diesem Chakra zu verpflichten: Schreibe auf, welche Übungen du in deine/n Morgenroutine/Alltag einpflegen möchtest. Dazu nutze die Karten mit den dazugehörigen Übungen.

Beispiel für das 1. Chakra:

morgens:

- 35 min Asana-Praxis für das Wurzel-Chakra und 6 min Savasana/Entspannung
- 6 min Pranayama und 8 min Chakra-Meditation, nach Pranayama 3 min in Stille sitzen
- 5 min Affirmationen innerlich rezitieren (am Ende der Meditation)

mittags:

- Nährende, wärmende Kürbissuppe essen
- 30 min Spaziergang in der Natur, davon 10 min Achtsamkeit: Gehmeditation barfuß

abends:

- 9 min Journaling im Bett über 1–2 Reflexionsfragen
- 6 min Mondatmung zum Einschlafen

2. Deine Tageskarte

Du lässt dich gerne überraschen? Ähnlich wie bei einem Tarot-Set, kannst du auch deine Yogakarten nutzen, um dir eine Botschaft »vom Universum« schicken zu lassen.

- Nimm dir dazu 5–10 Minuten ungestört Zeit. Vielleicht möchtest du dieses Ritual auch in deine Morgenroutine integrieren. Nimm deine Karten in die Hand, atme ein paarmal tief ein und aus, und nimm Kontakt zu deinen Karten auf.
- Mische sie kräftig durch, schließe die Augen und setze innerlich die Intention, das Chakra und eine dazugehörige Übung geschickt zu bekommen – eine Karte, die du genau jetzt in deinem Leben brauchst.
- Ziehe intuitiv eine Karte. Führe anschließend die Übung oder Praxis aus und spüre in dich hinein, was es in dir auslöst. Vielleicht möchtest du dir deine Erkenntnisse auch schriftlich in deinem Tagebuch festhalten.

3. Bedürfnisorientiertes Kartenziehen

Suche dir je nach deinen körperlichen oder emotionalen Bedürfnissen eine spezifische Übung (oder gleich mehrere) aus, die diesen Bereich deines Körpers oder die jeweiligen Lebensthemen ansprechen.

DER CHAKREN-SCHNELLTEST

Mit diesem Test kannst du erste Tendenzen erkennen, bei welchem deiner Chakren zurzeit eine ausgewogene Balance herrscht und welches eher in einer Unbalance schwingt. Du kannst diesen Test nutzen, um direkt mit dem jeweiligen Chakra zu arbeiten, bei dem du – durch die eher niedrige Punktzahl – eine Unbalance festgestellt hast. Das Testergebnis kann deine momentane Situation widerspiegeln, aber auch eine bereits länger anhaltende in deinem Energiesystem darstellen. Dies ist nur ein »Schnelltest«, verlasse dich also bitte nicht nur auf diese Testergebnisse, sondern informiere dich über die Chakren, um ein tieferes Gefühl und Verständnis dafür zu bekommen. Der Test kann jederzeit wiederholt werden. Besonders an den Merkmalen der Balancen und Unbalancen in dem jeweiligen Chakra können wir gut erkennen, wo wir stehen. Das Chakra mit der niedrigsten Gesamtsumme ist das Chakra, wo die größte Unbalance herrscht und mit dem du, wenn du möchtest, direkt beginnen kannst.

Die Fragen in diesem Test sind so formuliert, dass sie von einer Balance in dem jeweiligen Chakra ausgehen. Ja = trifft auf mich zu; neutral = kein klares Ja, aber auch kein klares Nein; nein = trifft nicht auf mich zu. Wenige Punkte bei einem Chakra bedeuten: Hier gibt es für dich Möglichkeiten zur Weiterentwicklung. Viele Punkte bei einem Chakra bedeuten: Dieses Chakra scheint bei dir gut in Balance zu schwingen. Rechne für jedes Ja 2 Punkte, für jedes Neutral 1 Punkt und für jedes Nein 0 Punkte. Pro Chakra kannst du maximal 14 Punkte erreichen. Bei weniger als 8 Punkten ist es sinnvoll, dich mit dem betroffenen Chakra noch tiefer auseinanderzusetzen.

1. Chakra: Erde, Überleben, Vertrauen, Sicherheit, Herkunft

	ja	neutral	nein
Hast du dich als Kind in deiner Familie gewollt und willkommen gefühlt?	○	○	○
Gibt dir deine Familie ein starkes Gefühl von Sicherheit und Stabilität?	○	○	○
Hast du ein gutes Urvertrauen ins Leben, fühlst du dich gehalten und unterstützt vom Leben?	○	○	○
Hast du eine gute Beziehung zu Geld und Arbeit?	○	○	○
Fühlst du dich wohl in deinem Körper und hast du ein gutes Gefühl dazu?	○	○	○
Fühlst du dich geerdet und mit beiden Beinen auf der Erde stehend?	○	○	○
Sorgst du im Alltag gut für dich und deine Grundbedürfnisse, wie gesundes Essen, ausreichend Trinken, ausreichend Schlaf und Bewegung an der frischen Luft?	○	○	○

Ergebnis 1. Chakra:

2. Chakra: Wasser, Lebenslust, Emotionen, Sinnlichkeit, Sexualität

	ja	neutral	nein
Führst du ein erfüllendes Sexualleben?	○	○	○
Hast du eine gute und gesunde Beziehung zu deiner Sexualität, deiner Weiblichkeit/Männlichkeit?	○	○	○
Nimmst du dir Zeit für sinnlichen Genuss im Alltag durch: Lachen, Tanzen, Essen, Baden, den Körper einölen, Massage, Sex etc.?	○	○	○
Fühlst du dich körperlich flexibel?	○	○	○
Liebst du aufregende, spannende Abenteuer trotz möglicher Gefahren?	○	○	○
Fällt es dir leicht, dich auf neue Situationen einzustellen und flexibel anzupassen?	○	○	○
Gönnst du dir ausreichend Pausen, Zeit fürs Nichtstun und Urlaub?	○	○	○

Ergebnis 2. Chakra:

3. Chakra: Feuer, Energie, Willenskraft, Selbstbewusstsein, Erfolg

	ja	neutral	nein
Fühlst du dich meistens stark, selbstbewusst und fit?	○	○	○
Hast du Vertrauen in deine Stärken und Fähigkeiten?	○	○	○
Ziehst du meistens durch, was du dir vorgenommen hast?	○	○	○
Hast du eine gute und regelmäßige Verdauung?	○	○	○
Nimmst du dich selbst nicht zu ernst und hast eine gute Portion Humor?	○	○	○
Bist du hartnäckig und ausdauernd, auch wenn du mal keine Lust hast?	○	○	○
Übernimmst du gerne die Verantwortung? Organisierst du am liebsten alles selbst?	○	○	○

Ergebnis 3. Chakra:

4. Chakra: Luft, Liebe, Mitgefühl, Glückseligkeit, Freude, Leichtigkeit, Frieden

	ja	neutral	nein
Gehst du meistens liebevoll und mitfühlend mit dir selbst um?	○	○	○
Führst du dauerhafte, stabile Beziehungen, auch wenn es manchmal schwierig wird und kriselt?	○	○	○
Bist du fähig, dich selbst und andere so zu akzeptieren, wie sie sind?	○	○	○
Kannst du anderen leicht vergeben, ohne nachtragend zu sein?	○	○	○
Bist du sensibel gegenüber anderen Lebewesen, fühlst du das Leid anderer?	○	○	○
Ist die Liebe ein wichtiger Wert in deinem Leben?	○	○	○
Hast du grundsätzlich ein leichtes und fröhliches Gemüt, und fällt es dir leicht, deine Freude spontan zum Ausdruck zu bringen?	○	○	○

Ergebnis 4. Chakra:

5. Chakra: Klang, Kommunikation, Wahrheit, Selbstausdruck, Kreativität

	ja	neutral	nein
Bist du ein angenehmer Gesprächspartner, eine gute Zuhörerin?	○	○	○
Gelingt es dir, Menschen zu begeistern, sprichst du gerne vor anderen?	○	○	○
Sprichst du Dinge aus, auch wenn du dich dadurch vielleicht unbeliebt machst?	○	○	○
Gelingt es dir, Gedanken und Ideen so zu vermitteln, dass andere sie gut verstehen können?	○	○	○
Kannst du NEIN sagen, wenn du etwas eigentlich nicht möchtest, ziehst du klare Grenzen?	○	○	○
Zeigst du dich im Außen – bei anderen – ganz so, wie du wirklich bist?	○	○	○
Schenkst du deiner Kreativität Ausdruck durch Malen, Schreiben, Musik, Gestalten, Handarbeiten, Poesie?	○	○	○

Ergebnis 5. Chakra:

6. Chakra: Intuition, Licht, Vision, Vorstellungskraft, Manifestationskraft

	ja	neutral	nein
Verfügst du über eine blühende Fantasie und fällt es dir leicht, Visionen und Dinge zu visualisieren?	○	○	○
Fällt es dir leicht, in Meditation und meditative Zustände abzutauchen?	○	○	○
Erfährst du lebhafte Träume und erinnerst dich auch öfter an sie?	○	○	○
Kannst du dich für lange Zeit gut auf eine Sache konzentrieren? Nichts stört dich, du bist völlig absorbiert.	○	○	○
Schaffst du es, eine höhere Perspektive im Leben einzunehmen?	○	○	○
Fühlst du eine gute Verbindung mit deiner inneren Weisheit und Intuition?	○	○	○
Fühlst du dich von höherem Wissen und philosophischen Gedanken angezogen? Macht es dich glücklich, dich darin zu vertiefen?	○	○	○

Ergebnis 6. Chakra:

7. Chakra: Bewusstsein, Einheit, Erwachen, höheres Wissen, Seelenaufgabe

	ja	neutral	nein
Hast du eine spirituelle Praxis? Übst du regelmäßig eine Meditations- oder Gebetspraxis aus?	○	○	○
Folgst du einem spirituellen Lehrer? Hörst du Vorträge und Satsangs?	○	○	○
Fühlst du eine Verbindung zu Gott, dem Universum, der Quelle allen Lebens?	○	○	○
Glaubst du, dein Leben hat einen tieferen Sinn, jenseits deiner persönlichen Ziele?	○	○	○
Hast du einen offenen Geist gegenüber anderen Denkweisen und anderem Sein?	○	○	○
Fällt es dir leicht, dich von deinem Ego und deinen Anhaftungen zu lösen und dabei über dich selbst zu lachen, weil du nicht damit identifiziert bist?	○	○	○
Sind dir schon grenzenlose Bewusstseinszustände, Glückseligkeits- oder Erleuchtungszustände widerfahren?	○	○	○

Ergebnis 7. Chakra:

Dein persönliches Chakren-Rad

Mithilfe des Rades, das du auf der folgenden Seite findest, kannst du auf einen Blick erkennen, wie dein persönliches Chakren-Rad aussieht. Kreuze dafür ganz einfach mit einem Bleistift deine Punktanzahl aus dem jeweiligen Chakra an und verbinde anschließend die einzelnen Punkte miteinander, sodass ein Rad entsteht. Das Idealbild wäre, dass ein harmonischer Kreis entsteht, der sich an der äußeren Linie des Chakren-Rads orientiert. In diesem Fall »läuft das Rad rund und mühelos«, und es wären alle Chakren gut ausgeprägt und in Balance.

Auf deinem persönlichen Rad kannst du auf einen Blick erkennen, an welchen Stellen dein Rad nicht harmonisch und rund verläuft. Je größer der »Knick« in Richtung innerer Kreis, desto größer die Einladung an dich, dich diesem Chakra besonders zu widmen und es in Balance zu bringen.

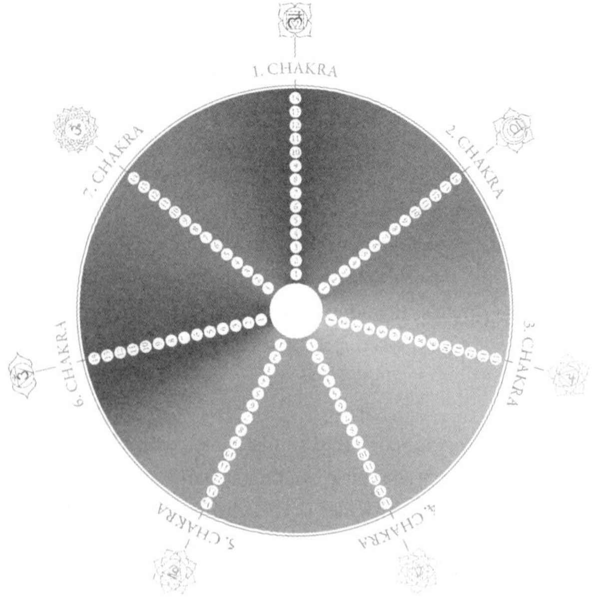
1. CHAKRA
2. CHAKRA
3. CHAKRA
4. CHAKRA
5. CHAKRA
6. CHAKRA
7. CHAKRA

DIE CHAKREN

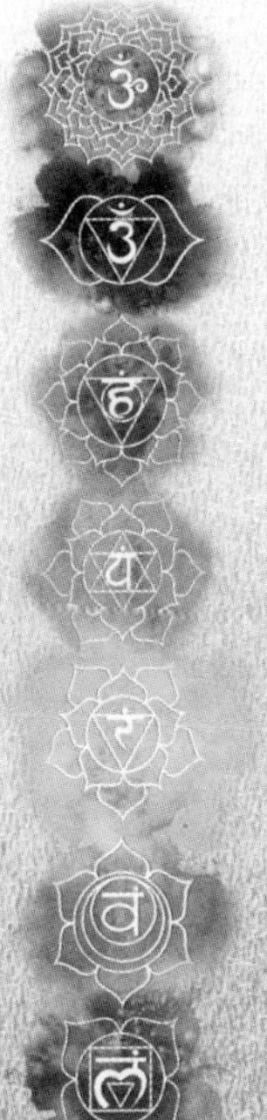

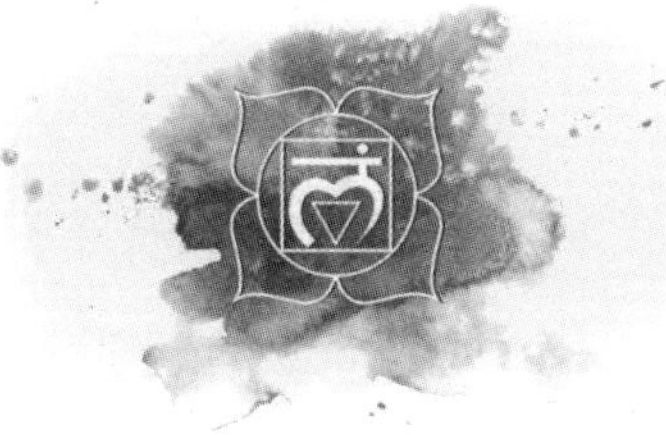

1. CHAKRA

WURZEL-CHAKRA

Muladhara-Chakra

Dein Körper ist deine Erde
ICH BIN · I AM

DAS WURZEL-CHAKRA IM ÜBERBLICK

Name	Wurzel-Chakra
Sanskritname	Muladhara-Chakra
Bedeutung	Wurzel, Fundament, Unterstützung
Lokalisierung im Körper	Am unteren Ende der Wirbelsäule, der Beckenboden, das Perineum (zwischen After und den äußeren Geschlechtsorganen), das Steißbein
Yantra/Symbol	Nach unten gerichtetes Dreieck, umringt von einem gelben Quadrat mit 4 Blütenblättern; schlafende Schlange 3 ½-mal um einen Shiva Lingam gewickelt (symbolisiert schlafende Schlangenkraft, unser schlafendes Potenzial, Kundalini)
Zentrale Lebensthemen	Erde und Wurzeln, der Körper, Nahrung, Materie, Urvertrauen, Stabilität, Sicherheit, Herkunft, Beziehung zur materiellen Welt, Zuhause, Selbstvertrauen und Selbstwert, Akzeptanz, Kontrolle und Loslassen, Werte
Schattenaspekte	(Verlust-)Angst, Anhaftung, Völlerei, Gier
Lernaufgabe	Mich im Körper und auf der Erde zu Hause fühlen; meine Grundbedürfnisse erfüllen; Gefühl der Zugehörigkeit; Urvertrauen zum Leben, zur materiellen Welt, zum Geld
Farbe	Kräftiges Rot, erdiges Braun
Element	Erde
Wirkende Kraft/ Naturgesetz	Schwerkraft, Gravitationsgesetz
Ayurvedischer Typ/Dosha	Kapha (Erde & Wasser)

Lebenswind/Vayu	Apana (Energiewind, der auf körperlicher und emotional-geistiger Ebene Eliminations- und Loslassprozesse sowie die Befruchtung und den Geburtsprozess unterstützt)
Körperbereiche/ Karmendriya	Alle Muskeln, Skelett, Beine, Füße, Zähne, Nägel, Wirbelsäule, Steißbein, Dickdarm, Enddarm, After als Ende des Verdauungstraktes und Kontrollpunkt des Loslassens
Organe/Drüsen	After, Dickdarm und Enddarm, Nebennieren (Hormone: Kortison, Adrenalin, Noradrenalin)
Sinneswahrnehmung/ Jnanendriya	Riechen
Musik	Erdende, stark betonte Rhythmen, afrikanische Trommeln, Hip-Hop
Ausgleichende, unterstützende Kristalle und Edelsteine	Überwiegend schwarze, braune oder rote Steine: Feuerachat, grauer Achat, Granat, Rubin, roter Jaspis, Hämatit, Schwarzer Turmalin, Obsidian, Rauchquarz
Aroma-Öle	Sandelholz, Nelke, Zeder, Zimt, Rosmarin
Ausgleichende, unterstützende Nahrungsmittel	Alles, was tief in der Erde wächst: Karotten, Rote Bete, Kartoffeln, Süßkartoffeln, Granatäpfel, reife rote Äpfel; generell warme erdende Speisen und Suppen
Gottheiten	Brahma (der Schöpfer), Ganesha (Kreation und Wissen), Dakini (Shakti), Gaia/Demeter (Mutter Erde und Kreation), Kali (Transformation und Neugeburt)
Archetypen	Mutter und Vater
Tiere	Elefant, Ochse, Bulle
Bija-Mantra	LAM / LANG
Affirmation	ICH BIN / I AM

EINFÜHRUNG IN DAS MULADHARA-CHAKRA

Bedeutung von Muladhara – Die Wurzelunterstützung

Das 1. Chakra (Energiezentrum) – das sogenannte Muladhara-Chakra – befindet sich an der Basis deines Körpers, und zwar am Ende deiner Wirbelsäule, rund um den Damm und das Steißbein. Aus dem Sanskrit wird Mula mit »Ursprung« und Adhara mit »Fundament« übersetzt. Muladhara kann also als »Fundament des Ursprungs« oder auch als »Basis-Unterstützung« verstanden werden.

Das Muladhara-Chakra verbindet uns, vor allem durch unsere Beine und Füße, auf der physischen Ebene mit der Erde, endet aber nicht am Ende der Wirbelsäule, sondern dehnt sich energetisch nach unten, nach hinten und nach vorn aus. Gleichzeitig manifestiert sich die Erdenergie als Materie in jeder einzelnen Zelle deines physischen Körpers. Diese Verdichtung von Materie ist gleichbedeutend mit dem 1. Chakra.

Das 1. Chakra in der Entwicklung

Das erste Lebensjahr ist gekennzeichnet vom Spannungsfeld zwischen Überleben und Urvertrauen. Im Wurzel-Chakra ist unser Überleben das Hauptanliegen der Energie. Dieses Chakra wird im Moment unserer Zeugung erweckt und entwickelt sich bis zum Alter von 18 Monaten, und mit ihm unser Urvertrauen und unser Selbstwertgefühl.

Im ersten Jahr dreht sich alles um Essen, Schlafen, Verdauung und Ausscheidung – die grundlegendsten Bedürfnisse. Es geht um unser Überleben und die Ankunft auf dem Planeten Erde. Wir müssen darauf vertrauen, dass wir überleben, weil wir von fürsorglichen Menschen umsorgt werden. Darauf vertrauen, dass wir unseren Körper der Anziehungskraft der Erde überlassen können und am nächsten Morgen wieder heil erwachen. Schlafstörungen sind oft ein Zeichen für ein geschwächtes 1. Chakra und zeugen von der Schwierigkeit, sich komplett entspannen und loslassen zu können. Manchmal ist unser 1. Chakra aber auch zu stark betont und dadurch unser Überlebenswille besonders stark ausgeprägt. Das kann Frühgeborene betreffen, die wirksame kämpferische Fähigkeiten entwickeln mussten, um überleben zu können. Im ungünstigsten Fall kann sich dadurch eine starke Ichbezogenheit entwickeln, die beim Erwachsenen meist zu Schwierigkeiten im Umgang mit seinem Umfeld führt.

In der westlichen Welt sind wir stetig arbeitende und unruhige Geister. Die meisten Menschen fühlen sich generell minderwertig und selten gut genug. Wenn wir mit dem 1. Chakra arbeiten, können wir dieses Gefühl des Nicht-gut-genug-Seins korrigieren, basierend auf der Erfahrung, dass unsere einmalige körperliche Existenz einem Wunder gleicht.

Das Chakren-System kann uns helfen, Schwachstellen und

Themen, die uns im Erwachsenenalter einschränken und unter denen wir leiden, im Zusammenhang mit frühkindlichen Prägungen zu erkennen und zu verstehen. Das 1. Chakra bildet die Grundlage, auf der alle anderen Chakren aufbauen, und verfügt dadurch über fundamentale Qualitäten. Unser Überlebensinstinkt, unsere Grundbedürfnisse nach Selbsterhaltung, Sicherheit, Urvertrauen und Selbstwert sind in diesem Energiezentrum gesammelt.

Die tantrische Weltsicht: Dein Körper ist der Tempel deiner Seele

Im Tantra ehren wir den Körper als heiligen Tempel, gleichbedeutend mit einem Raum, in dem unsere Seele wohnt. Wir wollen das Wissen und die Philosophien des Yoga verkörpern und praktisch in dieser Welt anwenden, damit es nicht nur Theorie bleibt, sondern auch erfahrbar wird.

Der tantrische Weg zielt nicht darauf ab, sich vom Körper zu distanzieren und ihn als störendes Objekt auf dem Weg zur Erleuchtung zu betrachten – wie ihn der Weg der Askese lehrt –, sondern ihn zu bewohnen, zu akzeptieren, zu pflegen und zu lieben. Jede Form der Erleuchtung geht mit dem Erwachen unseres schlafenden Potenzials (Kundalini) einher. Wir können erwachen, indem wir das Bewusstsein erforschen, das sich durch den physischen Körper, in jeder Zelle und in jedem Organ, ausdrückt.

Kundalini bezeichnet die schlafende Schlangenkraft, die

am Ende der Wirbelsäule, im Muladhara-Chakra, visualisiert wird. Um dieses Potenzial zu entfachen, wurden im traditionellen tantrischen Hatha-Yoga viele Techniken entwickelt: die Arbeit mit Bandhas (Energieverschlüsse), Mudras (Gesten), Yantras (heilige Symbole & Bilder), Mantras (heilige Texte) und Kriyas (Energiepraktiken). Wenn Kundalini, diese enorme Kraft, freigesetzt wird, steigt sie von der Basis nach oben zum Kronen-Chakra und öffnet auf ihrem Weg nebenher alle anderen Energiezentren, sodass der Mensch idealerweise alle Chakren als geöffnet und integriert erlebt.

YOGA FÜR DAS WURZEL-CHAKRA

In einer Yoga-Asana-Praxis für das Wurzel-Chakra wollen wir Erdung und Stabilität kreieren. Dies erzielen wir durch den Fokus auf stehende sowie sitzende Vorbeugen und ein paar Drehungen. Die Asana-Kategorien der Vorbeugen und Drehungen wirken beruhigend und stabilisierend auf Körper und Geist. Durch stehende Vorbeugen und Balance-Haltungen bauen wir Kraft in den Beinen und im Rücken auf. Vor allem die Muskulatur rund um die Wirbelsäule soll durch diese Praxis gestärkt und gedehnt werden.

Übe während der gesamten Praxis die tiefe Bauchatmung und verlängere deine Ausatmung, um das parasympathische Nervensystem anzusprechen, das für den Ruhe- und Verdauungszustand verantwortlich ist.

Eine Praxis für das Wurzel-Chakra verbindet dich mit der erdenden, nährenden Energie des Wurzel-Chakras. Abends angewandt, holt sie dich aus dem Denken zurück in den Körper, kräftigt den Rücken und stimmt den Geist auf den Abend ein. Morgens hilft sie dir, den Tag geerdet und stabil zu beginnen.

Die Wurzel-Chakra-Praxis beruhigt und reduziert die Doshas Vata (Luft & Äther) und Pitta (Feuer & Wasser) und erhöht Kapha (Erde & Wasser) in Körper und Geist.

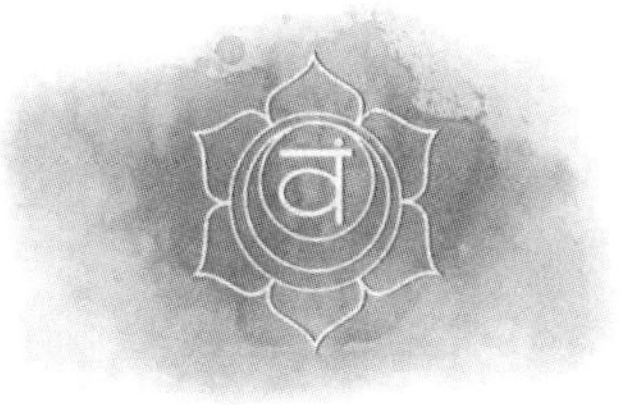

2. CHAKRA

SAKRAL-CHAKRA

Svadhisthana-Chakra

Wasser ist Leben

ICH FÜHLE · I FEEL

DAS SAKRAL-CHAKRA IM ÜBERBLICK

Name	Sakral-Chakra
Sanskritname	Svadhisthana-Chakra
Bedeutung	Sitz des Selbst, süßer Geschmack
Lokalisierung im Körper	Spitze des Kreuzbeins, Unterleib
Yantra/Symbol	Weißer Halbmond in ozeanblauem Kreis, umringt von sechs Blütenblättern
Zentrale Lebensthemen	Wasser, Lebensfreude, Lust und Lebenslust, Genuss, Zeugung, Intimität, Beziehungen, Sexualität & Sinnlichkeit, Erotik, Emotion, Begehren, Veränderung, Polarität, Bewegung, Sehnsucht, Flexibilität, Kreativität, Ethik
Schattenaspekte	Wollust, Scham, Schuld, Anhaftung
Lernaufgabe	Die Freude am Leben feiern; die flexiblen Eigenschaften des Wassers zu einem ständigen Begleiter im Alltag machen; den Körper in seiner Ganzheitlichkeit akzeptieren, Sexualität und Sinnlichkeit lustvoll erfahren; Emotionen gegenüber anderen Menschen ausdrücken, ohne zu verletzen und mich zu verlieren
Farbe	Orange
Element	Wasser
Wirkende Kraft/ Naturgesetz	Anhaftung, Anziehung
Ayurvedischer Typ/Dosha	Kapha (Erde und Wasser)
Lebenswind/Vayu	Apana (Energiewind, der auf körperlicher und emotional-geistiger Ebene Eliminations- und Loslassprozesse sowie die Befruchtung und den Geburtsprozess unterstützt)

Körperbereiche/ Karmendriya	Unterleib, Becken
Organe/Drüsen	Fortpflanzungs- und Sexualorgane, Östrogen, Testosteron, Nieren, Blase, Harnleiter, Körperflüssigkeiten
Sinneswahrnehmung/ Jnanendriya	Schmecken
Musik	Sinnliche arabische Klänge; Musik, die deine Gefühle zum Fließen bringt
Ausgleichende, unterstützende Kristalle und Edelsteine	Aventurin, Bernstein, Goldtopas, Karneol, Koralle, Mondstein, Sonnenstein
Aroma-Öle	Sandelholz, Ylang-Ylang, Vanille, Patchouli, Weißer Salbei, Rosenholz, Orange, Kardamom, Koriander, Fenchel
Ausgleichende, unterstützende Nahrungsmittel	Orangen, Papaya, Aprikosen, Melone, Mango, Karotten – alles in der Farbe Orange
Gottheiten	Yemaya (Göttin des Meeres und des Flusses des Lebens), Parvati (Göttin der Beziehungen, Fruchtbarkeit, Sinnlichkeit, des Tanzes), Lakshmi (Muttergöttin der Fülle, Schönheit und des Wohlbefindens), Vishnu (Gott des Erhaltens und der Fortpflanzung), Aphrodite und Venus (Sexualität und Fruchtbarkeit), Bastet (Lust, Schutz und Gesundheit)
Archetypen	Liebhaber/in, Verführer/in
Tiere	Krokodil; Fische und alle anderen Meerestiere
Bija-Mantra	VAM / VANG
Affirmation	ICH FÜHLE / I FEEL

EINFÜHRUNG IN DAS SVADHISTHANA-CHAKRA

Bedeutung von Svadhisthana – Der Wohnort des Selbst

Svadhisthana ist das zweite der sieben Hauptchakren und bedeutet so viel wie »das Eigene« (Sva) und »die Wohnung / der Wohnort« (Adhisthana). Es kann also mit »die Wohnung des Selbst« oder »das ursprüngliche Zuhause des Selbst« übersetzt werden. Eine andere Bezeichnung dafür ist »Süße« – die Süße, die sich entfaltet, wenn wir uns selbst wahrhaftig erkannt haben, wenn wir die blinden Flecken und Schattenanteile in uns sehen und annehmen können. Erst dann kann die wahre »Süße unseres Selbst« entstehen. Im Vergleich dazu wird dem Ego ein bitterer Geschmack nachgesagt.

Das 2. Chakra wird dem Unterleib zugeordnet, dem Bereich von Fortpflanzungsorganen, Blase, Nieren und Kreuzbein, und steht in Verbindung mit Lebenslust, Sexualität, Fortpflanzung, Beziehungen, Kreativität und Emotionen. Es hat eine Beziehung zum Mond, den Gezeiten des Meeres und steht für das Unbewusste, das Ungesehene, Mysteriöse, Dunkle und Weibliche. In der daoistischen Tradition ist es die Yin-Qualität.

Die Kraft des Wassers

Das Element des 2. Chakras ist Wasser und folgt als zweitdichteste Form der Materie dem Erdelement im 1. Chakra. Svadhisthana ist eine kraftvolle Energie, die Dinge zueinanderzieht, zusammenhält und verbindet. Auf der Molekülebene kreiert sie Verbindungen zwischen zwei Atomen, um ein Molekül zu bilden. Wasser ist eine lebendige Form der Materie; wo Wasser ist, entsteht Leben. Wasser ist eine fließende Energie, die sich durch Qualitäten wie Flexibilität, Anpassungsfähigkeit, Verbindung und Veränderungen auszeichnet.

Das 2. Chakra in der Entwicklung

Die Energie des 2. Chakras tritt im Zeitraum vom ersten bis zum zweiten Geburtstag am stärksten in Erscheinung, also im zweiten Lebensjahr. Mit dem 2. Chakra erwacht die Ebene der Anziehung und Anhaftung. Wir entdecken die Welt über unsere Tastsinne und lernen außerdem »Ja« und »Nein« und »Ich will das« und »Ich will das nicht« über unseren Körper auszudrücken. In dieser Zeit haben wir noch kein bewusstes Ich entwickelt, haben noch keine eigene Identität und Außenwahrnehmung und kennen noch keine sozialen Konventionen. Es ist uns völlig egal, ob unsere Windeln voll sind und was andere über uns denken.

Der Fluss als Metapher für das Leben

Das Leben ist wie ein stetig fließender Strom, man taucht nie zweimal in denselben Fluss. Wasser fließt mühelos und unangestrengt, es ist anpassungsfähig und folgt dem Weg des geringsten Widerstandes. Die Herausforderungen in unserem Leben sind wie Steine im Flussbett, die es zu überwinden gilt. Wenn wir versuchen, uns festzuhalten – an Gedanken, Konzepten, unserer Identität, materiellen Dingen oder Menschen –, kreieren wir Leid. Früher oder später müssen wir ALLES loslassen. Das Leben ist ein kontinuierlicher Loslassprozess; es ist die größte spirituelle Herausforderung und die größte Befreiung, wenn wir all das loslassen, was wir nicht sind.

Das 2. Chakra ist flexibler und anpassungsfähiger als das 1. Chakra, da es konstante Neukonfigurationen (wie in chemischen Reaktionen) erlaubt und beweglich ist wie Flüssigkeit. Auf der menschlichen Ebene ist Svadhisthana die Kraft, die uns zueinander hinzieht. Sie bringt Menschen zusammen, um Energie, Emotionen und Ideen zu teilen. Sie ist die Energie, auf der ganze Gesellschaften aufbauen und an deren Basis die Kraft der Fortpflanzung entsteht.

Konsum und Lustbefriedigung

Unser 2. Chakra steht mit unseren individuellen Abneigungen und Vorlieben in Verbindung. Es ist das Chakra der Freude, aber auch des Schmerzes. Es wird aktiv, wenn wir einkaufen gehen und Dinge in den Einkaufskorb legen, die wir mögen. Es wird auch aktiv, wenn wir uns von einer Person sexuell angezogen fühlen. Wenn unser 2. Chakra überaktiv oder exzessiv ist, werden wir nur noch von unseren Neigungen geleitet. Übertriebenen Shoppinggelüsten nachzugehen, maßlos Alkohol zu trinken, zu viele Sexualpartner zu haben oder sexuell abhängig zu sein sind deutliche Zeichen für eine Schwachstelle im 2. Chakra.

Die Schattenseite des 2. Chakras ist, dass wir Menschen auf vielerlei Art und Weise verführbar sind. Die gesamte Konsum- und Werbeindustrie profitiert von unseren Sehnsüchten und unserer Gier. Der wohl größte Trugschluss ist, dass man Glück kaufen kann, doch wenn wir diesen Körper verlassen, können wir nichts mitnehmen.

YOGA FÜR DAS SAKRAL-CHAKRA

Die Asana-Praxis für das Sakral-Chakra sollte dich mit deiner Sinnlichkeit und deinen intuitiven Gefühlen verbinden. Lege den Fokus auf geschmeidige, fließende Bewegungen, bei denen du Atem und Bewegung synchron verbindest, was das Wasserelement und die weiblichen Anteile in dir stärkt. Kreisende, kreative tänzerische Hüftbewegungen unterstützen dich dabei. Stehende und sitzende Vorbeugen mit Hüftöffner-Fokus sind ideal, um das Becken und die Leistengegend zu öffnen und Enge und Steifheit zu lösen, sodass unsere sinnliche Wasser-Energie wieder frei fließen kann. Eine Praxis für das Sakral-Chakra wirkt besonders für unseren Unterleib und die Fortpflanzungsorgane nährend, schenkt dir mehr Geschmeidigkeit in den Hüften und Flexibilität in Körper und Geist und fördert die Lust am Leben.

Atme während der Sequenz 1:1 Ujjayi und lass mit der Ausatmung zusätzlich gern immer mal wieder durch den geöffneten Mund geräuschvoll los: »Hhhahhh.« Nicht geeignet bei Kopfschmerzen, Erkältungen und für Migränepatienten. Vorsicht bei Leisten-, Knie- oder Hüftverletzungen.

Die Sakral-Chakra-Praxis verstärkt dein Kapha (Erde & Wasser), verringert Pitta (Feuer & Wasser) und geringfügiger Vata (Luft & Äther).

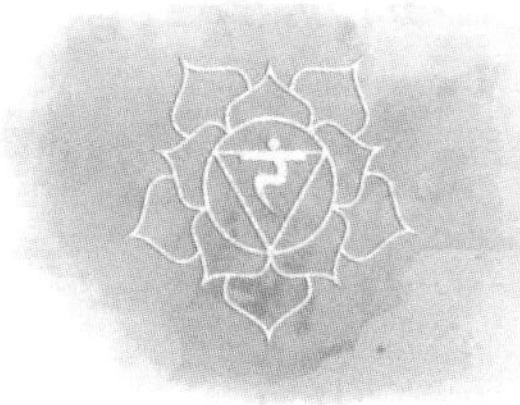

3. CHAKRA

NABEL-CHAKRA

Manipura-Chakra

Die Stadt der verborgenen Juwelen
ICH KANN · I CAN

DAS NABEL-CHAKRA IM ÜBERBLICK

Name	Nabel-Chakra
Sanskritname	Manipura-Chakra
Bedeutung	Die Stadt unserer verborgenen Juwelen
Lokalisierung im Körper	Nabel bis Solarplexus
Yantra/Symbol	Zehnblättrige Lotusblüte, innen liegend ein nach unten zeigendes Dreieck
Zentrale Lebensthemen	Energie, Mut, Selbstbewusstsein, Persönlichkeit, Erfolg, Fokus, Individualität, Disziplin, Durchsetzungskraft, Selbstbestimmung, Tatkraft, Handeln, Talente und Potenziale leben, Ziele verwirklichen, Motivation, Ausdauer, Begeisterungsfähigkeit, Leidenschaft, Kritikfähigkeit, mentale Stärke, Transformation
Schattenaspekte	Wut, Zorn, Schuldzuweisungen, Lügen
Lernaufgabe	Ausdauer und Willenskraft trainieren. Autonomie und Selbstbewusstsein aufbauen. Wofür brenne ich wirklich, was kann ich gut? Wie setze ich meine Potenziale zum Wohle aller Wesen ein?
Farbe	Sonnengelb
Element	Feuer
Wirkende Kraft/ Naturgesetz	Verbrennung, Energiestoffwechsel
Ayurvedischer Typ/Dosha	Pitta (Feuer & Wasser)
Lebenswind/Vayu	Samana (Energiewind im Bauchraum, der die körperlichen sowie mentalen Verdauungs-, Transformations- und Integrationsprozesse unterstützt)

Körperbereiche/ Karmendriya	Muskulatur, Verdauungssystem, Magen, Dünndarm, Leber, vegetatives Nervensystem
Organe/Drüsen	Darm, Leber, Bauchspeicheldrüse (Insulin, Enzyme), Gallenblase, Magen

Sinneswahrnehmung/ Jnanendriya	Auge: Sehen (es gibt eine neurologische Verbindung zwischen den Augen, dem optischen Nerv und dem Solarplexus)
Musik	Feurige, heiße Rhythmen: Tango, Salsa
Ausgleichende, unterstützende Kristalle und Edelsteine	Citrin, gelber Bernstein, gelber Jaspis, Tigerauge
Aroma-Öle	Anis, Bergamotte, Grapefruit, Zitronengras, Ingwer, Zitrone
Ausgleichende, unterstützende Nahrungsmittel	Zitrone, Banane, Mais, gelbe Paprika, Getreide, gelbe Linsen
Gottheiten	Surya (Sonnengott), Agni (Feuergott), Sol (die Sonnengöttin), Lakini, Durga (Göttin der Selbstermächtigung), Kali (Transformation und Neubeginn)
Archetypen	König/in, Krieger/in
Tiere	Löwe, Widder
Bija-Mantra	RAM / RANG
Affirmation	ICH KANN / I CAN

EINFÜHRUNG IN DAS MANIPURA-CHAKRA

Bedeutung von Manipura – Die Stadt der Juwelen

Der Name »Manipura« stammt aus dem Sanskrit und bedeutet »Edelstein« (Mani) und »Stadt« (Pura oder Puri). Daher wird Manipura oft wörtlich als »Stadt der Juwelen« übersetzt. Das hilft uns, dieses Chakra metaphorisch als unser persönliches Schatzzentrum für Kraft, Macht und Wohlbefinden zu betrachten. Es wird auch angenommen, dass es eine magnetische Wirkung besitzt und Prana aus dem Universum zu uns ziehen und speichern kann. Yogische Lehren besagen, dass uns dieses Chakra ein klares Gefühl dafür gibt, wer wir sind und was unser Ziel ist.

Das Nabel-Chakra – so der deutsche Name – ist unser pranisches Energiezentrum und bildet die Grundlage für unser Selbstbewusstsein und unsere persönliche Kraft. Es regelt die Transformation von Nahrung auf der physischen, aber auch auf der geistigen und emotionalen Ebene und ist für die Qualität von Willenskraft, Mut und Entschlossenheit verantwortlich.

Die Kraft des Feuers

Feuer ist die dritte universelle Kraft in der Natur. Wir erfahren sie als Licht und Wärme: an einem Lagerfeuer, durch die Sonne oder eine Kerze. Sie ist die Energie, die die Transformation auf körperlicher und geistig-emotionaler Ebene herbeiführt. Sie ist der Geburtsort unserer manifestierenden Kraft. Vom Nabelzentrum aus steuert sie den Verdauungsprozess und wandelt Nährstoffe aus der Nahrung in Energie um. Auf mentaler und emotionaler Ebene ermöglicht sie uns, Erlebtes zu »verdauen«. Sie ist zuständig für Kreativität, Spontaneität und Veränderungsprozesse. In der Tradition des Yoga kommt der strahlenden Sonnenkraft im Nabel höchste Bedeutung zu. Das Nabel-Chakra ist das stärkste Energiezentrum im Körper und Speicherort von Kraft, Macht und ausgeprägter Wahrnehmung.

Das 3. Chakra – die Entwicklung des Ego

Ab dem dritten Lebensjahr verändert sich unsere Selbstwahrnehmung. Im weiteren Verlauf zwischen dem dritten und siebten Lebensjahr kristallisiert sich unsere Persönlichkeit heraus. Wir entdecken unsere Willenskraft und entwickeln ein Gefühl für unsere Identität. Das Element des Feuers entzündet das Licht des Bewusstseins. Shakti tritt in das 3. Chakra ein. Die Hauptthemen des Nabel-Chakras sind Macht und Wille.

Während die ersten beiden Chakren für das Unbewusste stehen, entwickelt sich im 3. Chakra die Bewusstheit – unser ICH-Bewusstsein. Durch unseren Namen, unseren Beruf und unseren Wohnort definieren wir uns selbst und andere. Eine neue Ebene der Reflexion und Orientierung kommt hinzu: Selbstwahrnehmung und die Erfahrung, ein eigenständiges Individuum zu sein. Es ist wichtig zu verstehen, dass dieses Ego eine »Hilfskonstruktion« ist und manchmal belastend wirkt. Unser Ego nimmt sich als getrennt von der Welt wahr und agiert aus »Überlebensinteresse« heraus. In seiner Angst vor Auslöschung produziert es Begierden, Hass und Wut. Unser Ego führt uns an die schlimmsten inneren Orte: dort, wo wir uns minderwertig, getrennt und einsam fühlen.

Wir müssen daher selbst etwas tun, wenn wir bessere Menschen, sozialere Wesen werden wollen. Ehrliche Selbstreflexion, das kritische Hinterfragen unserer Denk- und Verhaltensmuster sowie das Arbeiten an unseren Schwächen sind essenziell auf dem Weg der persönlichen Weiterentwicklung. Ziel sollte es sein, unser Ego in Richtung Herzzentrum auszurichten, auf die höheren Bewusstseinsebenen. Die Praktiken des Hatha-Yoga helfen uns, die Limitationen zu lösen, die uns an unser Ego binden – und dieser Weg geht durch das Nabelzentrum.

Die Disziplinierung des Geistes – deine Kraft für höhere Ziele einsetzen

Die Sonne ist das stärkste Symbol für das transformative Feuer. Unser inneres Sonnenzentrum umfasst einen wesentlichen Teil in unserer Beziehung zu Prana, zum Leben selbst. Wenn Prana – unsere Lebenskraft – nicht gezähmt wird, kann sie zerstörerisch wirken wie ein wildes Tier. Prana sich selbst zu überlassen resultiert in Erschöpfung und Krankheit. Wenn wir unsere Energie zu sehr an materielle und irdische Objekte fesseln, wird Lebenskraft verbrannt. Deshalb ist der erste wichtige Schritt auf dem traditionellen Yogaweg das Erlernen der Beruhigung des Geistes, ihn durch unsere Atmung zu kontrollieren und zu stabilisieren. Auf dieser Basis können wir unsere Beziehung zu Prana vertiefen, Prana sammeln und speichern – und in konstruktive Bahnen lenken.

YOGA FÜR DAS NABEL-CHAKRA

Eine Yogasequenz für das Nabel-Chakra sollte dich mit dem Feuer deiner Willenskraft verbinden und dein Selbstbewusstsein sowie deine positive Strahlkraft erhöhen. Lege den Fokus auf Asanas, die innere Hitze kreieren und Kraft im Sonnenzentrum aktivieren, wie z. B. Zentrumsübungen, Rückbeugen in Bauchlage, Drehungen (mit Armbalance) und Seitbeugen.

Da Rückbeugen und Seitbeugen besonders energetisierend wirken und das sympathische Nervensystem anregen, ist sie besonders gut zum Wachwerden am Morgen geeignet. Außerdem wirkt eine solche Sequenz aktivierend und regt das Verdauungsfeuer Agni an. Übe während der gesamten Praxis die 1:1-Ujjayi-Atmung und zu Beginn ggf. Kapalabhati. Bitte nicht abends vor dem Schlafengehen üben, denn das kann Schlafstörungen hervorrufen.

Eine Praxis für das Nabel-Chakra verringert dein Kapha (Erde & Wasser), erhöht Pitta (Feuer & Wasser) und auch Vata (Luft & Äther). Sie ist nicht geeignet bei Schwangerschaft, Bluthochdruck und Bandscheibenvorfall.

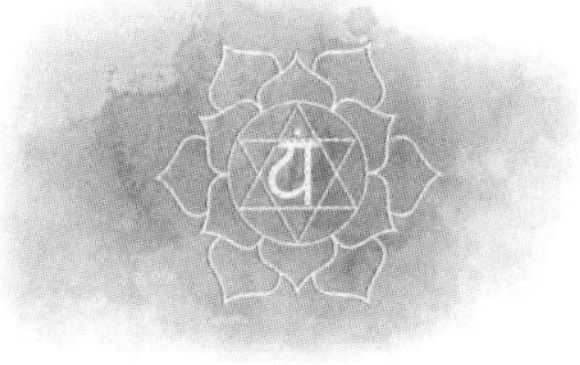

4. CHAKRA

HERZ-CHAKRA

Anahata-Chakra

Der Klang des Herzen
ICH LIEBE · I LOVE

DAS HERZ-CHAKRA IM ÜBERBLICK

Name	Herz-Chakra
Sanskritname	Anahata-Chakra
Bedeutung	Reiner (unbeschädigter, unverletzter) Klang, ein Ort, zu dem kein Schmerz Zutritt hat, Herz-Lotus
Lokalisierung im Körper	In der Mitte der Brust, auf Höhe des physischen Herzens, zwischen den Schulterblättern
Yantra/Symbol	Zwei graublaue ineinandergreifende Dreiecke (Davidstern) in einem Kreis, umringt von zwölf Blütenblättern
Zentrale Lebensthemen	Glückseligkeit, Freude, Leichtigkeit, Frieden, Zufriedenheit, die Höhle des Herzens als Sitz des Lichtes der Seele, bedingungslose Liebe, dein höchstes Selbst, Mitgefühl, Hilfsbereitschaft, Sensibilität, Einheitsbewusstsein, Menschlichkeit, Harmonie, Balance, Schönheit, Toleranz, Dankbarkeit, Heilung, Romantik, Vergebung, Großzügigkeit
Schattenaspekte	Bedürftigkeit, emotionale Abhängigkeit, Neid, Eifersucht
Lernaufgabe	Liebe und Mitgefühl mit sich selbst und anderen leben, täglich Dankbarkeit, über die eigenen egoistischen Bedürfnisse und Sichtweisen hinauswachsen, bedingungslos lieben, emotionale Stabilität und eine Balance zwischen Geben und Nehmen entwickeln
Farbe	Hellgrün, Hellrosa
Element	Luft

Wirkende Kraft/ Naturgesetz	Ausdehnung und Kontraktion, Luftmoleküle, die sich voneinander abstoßen, jede Entfaltung bewegt sich nach außen, die Kraft, die uns atmen und das Herz schlagen lässt
Ayurvedischer Typ/Dosha	Vata (Luft und Äther)
Lebenswind/Vayu	Prana Vayu (Energiewind, der in der Herz- und Lungengegend lokalisiert ist, er fließt nach innen und oben; er ist der vitalisierende Wind, der uns hilft zu atmen)
Körperbereiche/ Karmendriya	Herz, Lungen, Haut, Hände, Arme, Schultern, Brustkorb, Brüste, Zwerchfell, Lymphsystem
Organe/Drüsen	Herz, Lunge, Haut, Thymusdrüse (Immunsystem)
Sinneswahrnehmung/ Jnanendriya	Tasten
Musik	Harmonische sakrale und klassische Musik, Klaviermusik, Harmonium
Ausgleichende, unterstützende Kristalle und Edelsteine	Aventurin, Rosenquarz, grüne Jade, Smaragd, rosa Turmalin, rosa Koralle
Aroma Öle	Rose, Jasmin, Geranie, Melisse, Rosmarin, Estragon
Ausgleichende, unterstützende Nahrungsmittel	Alles, was grün ist: Obst & Gemüse wie z. B. Brokkoli, Salat, Spinat, Kohl, Kiwi, grüne Äpfel
Gottheiten	Vishnu, Krishna, Lakshmi, Quan Yin, Radha, Kali Ma, Ishana Rudra Shiva, Vayu, Jesus Christus, Maria, Maria Magdalena
Archetypen	Liebende, Seelenverwandte, Heilige
Tiere	Hirsch/Reh, Antilope, Taube
Bija-Mantra	YAM / YANG
Affirmation	ICH LIEBE / I LOVE

EINFÜHRUNG IN DAS ANAHATA-CHAKRA

Bedeutung von Anahata – Der immerwährende Klang

Anahata, das vierte der sieben Hauptchakren, befindet sich in der Mitte der Brust. Aus dem Sanskrit übersetzt bedeutet es »rein« oder »unverletzbar«. Anahata-Nada bezieht sich auf das vedische Konzept des vollkommenen Klangs (den Klang des himmlischen Reiches). Anahata bedeutet aber auch Reinheit. In Verbindung mit Luft beeinflusst das Anahata-Chakra die Qualitäten von Liebe, Mitgefühl und Akzeptanz. Der »reine Klang« des Herzens schwingt unaufhörlich. Die Frage lautet: Können wir dieses Lied hören? Die Bedeutung von »unverletzbar« bezieht sich auf die tantrische Vorstellung eines unvergänglichen Lichtes im Herzen. Dort haben Dunkelheit, Trauer und Negativität keinen Zutritt. Das Licht unserer Seele ist unzerstörbar, es wird Vishok Jyotir genannt. Im Zentrum des Anahata-Chakras befindet sich Atman, das unveränderliche, unsterbliche Selbst. Im Tantra sprechen wir von der »Höhle des Herzens, in der die Seele wohnt«. Dieses Selbst zu verwirklichen ist nur möglich, wenn wir uns selbst und andere Lebewesen bedingungslos lieben lernen.

Das Anahata-Chakra ist auch der Sitz der Anahata-Nada, ein Klang, der nicht erschaffen werden, sondern nur gehört werden kann, und auch das ist nur am tiefsten Punkt der Meditation möglich. Ein ausgeglichenes Anahata-Chakra fördert Liebe, Mitgefühl, Vergebung und Selbsterkenntnis. Im negativen Aspekt kann es zu Besessenheit, emotionaler Instabilität, Herzerkrankungen und einem niedrigen Immunitätsniveau führen.

Die Kraft der Luft

Die Energie des 4. Chakras ist nicht so leicht wahrzunehmen wie die der grobstofflicheren Elemente der unteren Chakren. Es handelt sich um das Element Luft, das im Vergleich zu den anderen am wenigsten Dichte aufweist. Seine Qualitäten sind Ausdehnung, Offenheit, Frische, Leichtigkeit – aber auch Abstoßung. Der Effekt der Abstoßung kann spürbar werden, wenn sich die gleichen Pole zweier Magneten aufeinander zubewegen – sie drücken sich gegenseitig weg.

Wenn wir uns die Planeten anschauen, sehen wir einen endlosen Kreislauf von Beziehungen, perfekt koordiniert und ausbalanciert. Die Planeten umkreisen und bewegen sich mit der Anziehungskraft der Sonne und wiederholen ihre Bewegungsmuster unendlich weiter. Anahata trägt zu der ausdehnenden und erweiternden Energie des Universums bei. Auf der körperlichen Ebene ermächtigt uns die Energie von Anahata zu atmen und hält unser Herz am Schlagen. Durch die Kontrolle der Atmung können wir Geist und Körper kontrollieren lernen.

Das 4. Chakra in der Entwicklung

Um das vierte Lebensjahr, wenn sich das Herz-Chakra entwickelt, stehen die Erfahrung von Toleranz, Mitgefühl und die Balance von Geben und Nehmen im Vordergrund. Kinder lernen in dieser Phase, mit anderen Kindern zu teilen, und es entwickeln sich erste Freundschaften. Die Freude des Kindes drückt sich im spontanen Spiel, Tanz, Malen und Singen aus. So ist jedes gemalte Kinderbild ein seelischer Ausdruck und verdient die Wertschätzung der Erwachsenen.

Die oberen Chakren – vom Ego zur Seele

Das Herz ist die Brücke zwischen Ego und Seele; es ist der Ort der Entwicklung vom ICH zum WIR. Auf der körperlichen Ebene ist der Abstand zwischen dem 3. und dem 4. Chakra der größte zwischen den Chakren. Und auch auf der Entwicklungsebene ist es ein großer Sprung von unserem kleinen ICH zum Höheren Selbst – sowohl psychologisch als auch energetisch. Ein klares Zeichen dafür, dass das 4. Chakra erwacht ist, zeigt sich darin, dass du mehr Kontrolle über dich hast und nicht mehr den willkürlichen Impulsen deiner unteren Chakren ausgeliefert bist. Dein Herz zu öffnen stellt einen entscheidenden Abschied von deiner »niederen Natur« dar. Das Herzzentrum hat ein deutlich höheres Potenzial, spirituelle Energie zu erzeugen, als die drei unteren Chakren gemeinsam es könnten. Das Herz ist das ultimative Ziel im tantrischen Hatha-Yoga.

Wenn wir Fortschritte auf unserem spirituellen Weg machen wollen, müssen wir uns mit unseren persönlichen Schatten auseinandersetzen. Wir müssen uns die unschönen Seiten in uns anschauen, in denen Angst, Hass, Wut und Missgunst herrschen. Asanas, Bandhas, Mudras und Pranayama sind reinigende Techniken, um die Schichten, die unser Herz und unsere Seele umgeben, zu lüften und unsere Herzen zu reinigen. Es geht im Yoga eben nicht darum, flexibel zu werden, sondern vor allem darum, das eigene Herz zu entwickeln, die Fähigkeiten von Liebe und Mitgefühl zu stärken.

YOGA FÜR DAS HERZ-CHAKRA

In der Herz-Chakra-Praxis sollte es darum gehen, uns mit der Freude und Strahlkraft unseres Herzens zu verbinden und unser Herz uns selbst und anderen in Mitgefühl zu öffnen. Dies erzielen wir mit Rück- und Seitbeugen, denn sie öffnen den Herz- und Lungenbereich des Körpers. Wenn du den Fokus auf eine tiefe Brustkorbatmung legst und – wenn du kannst – dein Einatmen länger als dein Ausatmen sein lässt, unterstützt du den öffnenden Effekt noch mehr, denn dadurch wird das sympathische Nervensystem angesprochen.

Eine Praxis für das Herz-Chakra wirkt aktivierend und vitalisierend, stärkt das Immunsystem und ist besonders gut am Morgen geeignet, um wach und positiv gestimmt in den Tag zu starten. Sie setzt Freude und lichtvolle Energie frei, sodass du beherzt JA zum Leben sagen kannst. Am Abend vor dem Schlafengehen solltest du eine Herz-Sequenz nicht anwenden, da sie zu aktivierend wirkt.

Rückbeugen bzw. intensive Streckungen der Körpervorderseite sind bei Schwangerschaft, Bluthochdruck oder Migräne nicht geeignet.

Die Herz-Chakra-Praxis verringert dein Kapha (Erde & Wasser) und erhöht Vata (Luft & Äther) und Pitta (Feuer & Wasser).

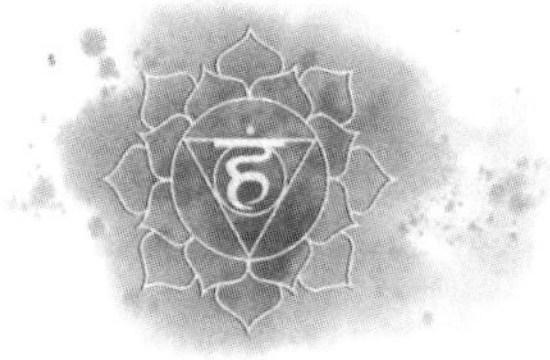

5. CHAKRA

KEHL-CHAKRA

Vishuddha-Chakra

Sprich deine Wahrheit

ICH SPRECHE · I SPEAK

DAS KEHL-CHAKRA IM ÜBERBLICK

Name	Kehl-Chakra
Sanskritname	Vishuddha-Chakra
Bedeutung	Sehr rein, Reinheit
Lokalisierung im Körper	Kehle
Yantra/Symbol	Himmelblauer Kreis (Vollmond), umringt von 16 Blütenblättern
Zentrale Lebensthemen	Kommunikation, Klang, Resonanz, Vibration, Kreativität, Selbstausdruck, Musik, Wahrheit, Offenheit, Authentizität, Reinheit, Telepathie, Kunst, Musik, Inspiration, Schreiben, Singen, Schauspiel, Sprache, innere Stimme, Freiheit
Schattenaspekte	Zu viel reden, keine Stille aushalten können, nicht in Stille sein können
Lernaufgabe	Unsere Stimme erheben, unsere Wahrheit sagen, unabhängig davon, was andere davon halten, uns zeigen, gesehen und gehört werden, Stille aushalten und konzentriert zuhören können. Was willst du in dieser Welt ausdrücken? Was sollst du lernen? Was soll bleiben?
Farbe	Himmelblau
Element	Äther, Raum (Akasha)
Wirkende Kraft/ Naturgesetz	Resonanz, Vibration, elektromagnetische Schwingung, lebendige Kraft, unendlicher Raum durch Lichtwellen, stimulierte Gedanken, frei fließend, lebendige Kraft/Macht
Ayurvedischer Typ/Dosha	Vata (Luft und Äther)

Lebenswind/Vayu	Udana – der Energiewind, der sich im Hals- und Kopfbereich befindet, lässt Luft nach oben in den Kopf strömen, initiiert Klang, Enthusiasmus und Inspiration
Körperbereiche/ Karmendriya	Hals, Mund, Nacken, Schultern, Kehlkopf, Speiseröhre, Kieferbereich, Ohren, Sprechapparat, Luftröhre, Lunge
Organe/Drüsen	Bronchien, Stimmbänder, Atmungsapparat, alle Teile des Mundes, inbegriffen Zunge und Speiseröhre, Schilddrüse und Nebenschilddrüse (Thyroxin)
Sinneswahrnehmung/ Jnanendriya	Hören
Musik	Ätherische Klänge (Aeoliah)
Ausgleichende, unterstützende Kristalle und Edelsteine	Azurit, Aquamarin, Chalzedon, Lapislazuli, Opal, Türkis, Topas
Aroma-Öle	Pfefferminze, Eukalyptus, Teebaum, Kamille, Salbei
Ausgleichende, unterstützende Nahrungsmittel	Blaubeeren
Gottheiten	Sarasvati – die Fließende, Iris (persönliche Wahrheit), in der griechischen Mythologie ist sie die Personifizierung des Regenbogens und Botschafterin der Götter, Ganga (steht für Reinigung und Güte)
Archetypen	Der/Die Suchende, Guru
Tiere	Schwan, weißer Elefant
Bija-Mantra	HAM / HANG
Affirmation	ICH SPRECHE / I SPEAK

EINFÜHRUNG IN DAS VISHUDDHA-CHAKRA

Bedeutung von Vishuddha – Zentrum der Reinheit

Das 5. Chakra wird das »Zentrum großer Reinheit« genannt. Manche sagen, dass der Name seine Herkunft mit der Absicht verbindet, in Reinheit und Wahrheit zu sprechen, was auch teilweise zutrifft. Eine weitere Bedeutung von Vishuddha betrifft die Reinheit von Prana, ein anderer Begriff dafür ist »Äther«. Fortgeschrittene Yogis erfahren diese subtile Lebenskraft als reines, manifestiertes Potenzial und versuchen, sich ihm mithilfe von Stimme, Tönen, Mantren und der magnetischen Kraft des 6. Chakras anzunähern.

Die Kraft des Äthers – Die subtile Welt der Schwingungsebenen

Die fünfte Kraft ist feiner als die des 4. Chakras – es ist die Energie von Vibrationen. Auch wenn wir es mit unseren Ohren nicht hören, erzeugt doch jedes Objekt eine Schwingung und einen eigenen Klang. Könnten wir unsere Sinneswahrnehmungen entsprechend schärfen, würden wir alle Töne zusammengenommen als das heilige AUM-Mantra wahrnehmen – der Klang, in dem das Universum schwingt. Pure Energie (Äther) benennt im Sanskrit das Leben unterhalb des atomaren, sichtbaren Levels. Es ist die Kraft, die von der heutigen Wissenschaft als »Elektromagnetismus« bezeichnet wird, so wie es die Quantentheorie zu erfassen versucht.

Jede Vibration, als Welle oder tanzendes Teilchen, ist in Kontakt mit anderen Vibrationen, die sich aufeinander beziehen und gegenseitig beeinflussen. In das 5. Chakra einzutreten bedeutet, sich in ein Bewusstsein einzuschwingen, das die Welt um uns herum als subtiles, schwingendes Feld wahrnimmt. Klang, Vibration, Worte, Rhythmus – vom ersten Schrei eines Babys bis zu den Harmonien einer Symphonie sind wir Bestandteil eines Netzwerks aus Schwingungen im Universum. Kommunikation ist das koordinierende Prinzip des Lebens. Kommunikation kann als symbolisches System gesehen werden, das die subtile mit der manifestierten Welt verbindet. Es formuliert unsere Gedanken in Worte, die in physische Manifestationen übergehen können. Im Wort findet das Bewusstsein ein Werkzeug, mit dessen Hilfe es sich organisieren kann.

Wir alle beeinflussen uns gegenseitig und die Welt um uns herum, abhängig davon, welche Energie wir gerade in uns tragen. Wenn wir einen Raum betreten, können wir diese Energien erspüren. Gehen wir damit in Resonanz, beeinflussen sie uns. Unsere eigene Energie wirkt auf andere und kann sie inspirieren. Wir können uns entscheiden, ob wir gute oder schlechte Vibrationen in unsere Umgebung senden, mit der vorherrschenden Vibration mitschwingen oder eine neue initiieren. Eines der Ziele von Yoga ist es, unser Bewusstsein zu verfeinern, um die subtileren Ebenen von Klang und Schwingung wahrzunehmen.

Das 5. Chakra in der Entwicklung

Das 5. Chakra entwickelt sich rund um das fünfte Lebensjahr. In dieser Zeit ist das Kehl-Chakra besonders sensibel. Die Sprachentwicklung macht den Sprung von der Kinder- zur Erwachsenensprache. Das Kind lernt neben der Körpersprache die verbale Kommunikation. Es entwickelt die Fähigkeit zur Kommunikation als Verbindung von Innen- und Außenwelt.

Zentrum der Kommunikation und Ausdruck von Wahrhaftigkeit

Vishuddha steht für reine, wahrhaftige Kommunikation. Mit dem Kehl-Chakra in Kontakt zu treten lässt dich dich selbst erkennen und deine Gaben mit der Welt teilen. Im Kehl-Chakra geht es darum, deine Wahrheit auszusprechen, deine Bedürfnisse zu formulieren und zu offenbaren. Das Kehl-Chakra ist die Brücke zwischen Denken und Fühlen.

Das 5. Chakra ist ein wichtiges Tor zwischen Geist und Körper, zwischen Innen- und Außenwelt. Es ist das Zentrum von Kommunikation in vielen Formen: Klang, Vibration, Inspiration, kreativer Selbstausdruck. Kommunikation ist die Vermittlung von Information auf allen Ebenen.

Kommunikation – gleichgültig ob chemisch, elektrisch, mental oder verbal – kreiert und erhält das Leben. Über unser Kehl-Chakra bringen wir alles zum Ausdruck. Freude, Angst, Liebe, Wut, unsere Träume und Wünsche – wir zeigen, wie wir fühlen, wie es in uns ausschaut. Im Kehl-Chakra finden wir auch die Fähigkeit der Selbstreflexion. Die Kommunikation, die mit und in uns selbst stattfindet. Wir führen innere Dialoge, bevor wir etwas laut aussprechen und in die Tat umsetzen.

YOGA FÜR DAS KEHL-CHAKRA

Der Fokus deiner Kehl-Chakra-Praxis sollte darauf liegen, Verspannungen im Kehl- und Kieferbereich zu lösen, um mutig deine Wahrheit zu sprechen und die Energie des Selbstausdrucks wieder freier fließen lassen zu können. Bei Umkehrhaltungen ist es besonders wichtig, warm zu sein, den Nacken gut vorzubereiten und anschließend entsprechend auszugleichen, um das Verletzungsrisiko in der Halswirbelsäule zu minimieren.

Wähle eine beruhigende Yogasequenz, die vor allem das parasympathische Nervensystem anspricht. Sie ist sowohl für abends als auch für morgens geeignet. Übe während der gesamten Praxis die 1:1-Ujjayi-Atmung und atme immer mal wieder geräuschvoll durch den geöffneten Mund aus, um die Kehle zu öffnen und die Stimme loszulassen: »Hahhh«.

Kopfstand und Schulterstand sind nicht für Yoga-Anfänger geeignet. Vorsicht bei Problemen oder Verletzungen in der Halswirbelsäule. Bitte übe keine Umkehrhaltungen, wenn du schwanger bist bzw. nur, wenn du eine erfahrene Yogini bist und dies mit deinem Arzt abgeklärt hast.

Eine Praxis für das Kehl-Chakra wirkt balancierend für Kapha (Erde & Wasser), Pitta (Feuer & Wasser) und Vata.

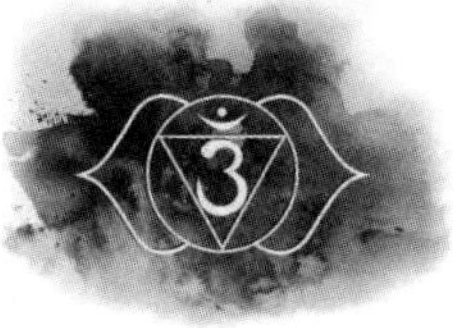

6. CHAKRA

STIRN-CHAKRA

Ajna-Chakra

Die Kraft der Vision

ICH SEHE · I SEE

DAS STIRN-CHAKRA IM ÜBERBLICK

Name	Stirn-Chakra, Drittes Auge
Sanskritname	Ajna-Chakra (gesprochen Agnija)
Bedeutung	Wahrnehmung, Befehlszentrum, Mutter aller Chakren
Lokalisierung im Körper	Punkt zwischen den Augenbrauen, ca. 4 cm tief hinter der Stirn, Mittelhirn
Yantra/Symbol	Gelbes, nach unten zeigendes Dreieck, umringt von einem Kreis, in dessen Zentrum eine weiße Flamme steht, die von 2 Blütenblättern umringt wird
Zentrale Lebensthemen	Der 6. Sinn, spirituelle Erkenntnis, Intuition, inneres Licht, Sehen und Hellsehen, Vorstellungskraft, Vision, Geist, Klarheit, Fokus, Verstand, Fantasie, höheres Wissen, innere Führung und Weisheit, Selbstreflexionsfähigkeit
Schattenaspekte	Illusion von Realität, Verlust der Verbindung zur eigenen spirituellen Natur, verurteilender kritischer Geist, kaltes rationales Denken, Verwirrung
Lernaufgabe	Der eigenen Intuition vertrauen lernen, Visionskraft nutzen, die Beziehung zur inneren Stimme stärken; die Geheimnisse der unsichtbaren Ebenen entschlüsseln; Entwicklung einer höheren Intelligenz, Entwicklung von Weisheit jenseits des Denkens
Farbe	Dunkles Violett, Indigoblau
Element	Elementare Kraft des Geistes, bekannt als Magnetismus, Licht

Wirkende Kraft/ Naturgesetz	Licht, elektromagnetische Energie, Magnetfelder und Muster, die jeden Partikel oder jede Welle an ihrem Ort oder in ihrem Weg halten, genetischer Fingerabdruck, aus dem unsere persönliche Manifestierung hervorgeht
Ayurvedischer Typ/Dosha	Keines (da zu feinstofflich jenseits der festen Materie, auf der die Doshas wirken)
Körperbereiche/ Karmendriya	Kleinhirn, Stirn, Nerven- und Hormonsystem
Organe/Drüsen	Gesicht, Nase, Augen, Ohren, Zirbeldrüse, Hypothalamus, Hypophyse (Vasopressin)
Sinneswahrnehmung/ Jnanendriya	Sehen, übersinnliche Wahrnehmung
Musik	alle Klänge, die den Geist weiten, beruhigen und kosmische Weiten hervorrufen wie Musik von Bach, Vangelis, Moby
Ausgleichende, unterstützende Kristalle und Edelsteine	Amethyst, Azurit, violetter Fluorit, Labradorit, Soladit
Aroma-Öle	Jasmin, Lavendel, Pfefferminz, Thymian, Veilchen
Ausgleichende, unterstützende Nahrungsmittel	Aubergine, Blaubeeren, Brombeeren, Feigen, Pflaumen
Gottheiten	Paramashiva – Gott der Wahrnehmung, Shakti Haikini, Tara, Isis, Apollo, Suli – die große britisch-keltische Heilgöttin, Ardhanarishvara (halb Shiva, halb Parvati)
Archetypen	Die/Der Weise, das Orakel
Tiere	Eule
Bija-Mantra	KSHAM / OM
Affirmation	ICH SEHE / I SEE

Bedeutung von Ajna – Zentrum (Mittelpunkt) innerer Führung

Das 6. Chakra wird Ajna-Chakra genannt. Ajna bedeutet übersetzt »Wahrnehmung«, aber auch »Kontrolle« oder »Befehl«. Das Stirn-Chakra fungiert als Führungszentrale. Häufig wird es zwischen den Augenbrauen lokalisiert, was es aber unvollständig beschreibt. Das 6. Chakra wird vor allem im Inneren des Kopfes verortet, im sogenannten Mittelhirn. Es befindet sich leicht erhöht in der Mitte über den physischen Augen, von den Augenbrauen aus bis in das Zentrum des Kopfes, und wird auch mit dem Dritten Auge gleichgesetzt. Im Gegensatz zu den fünf darunterliegenden Chakren ist das 6. Chakra eher geistiger Natur. So wie unsere Augen die Außenwelt sehen können, so dringt das Dritte Auge tiefer in die Wirklichkeit ein und kann die unsichtbaren Aspekte wahrnehmen.

Vielleicht kannst du eine Linie von dem Punkt zwischen deinen Augenbrauen bis zum Mittelhirn spüren. Dieser Bereich des Kopfes erfährt besondere Aufmerksamkeit in der tantrischen Yoga-Tradition. Das Bewusstsein lebt zwar in jeder einzelnen Zelle unseres Körpers, doch wir können es vor allem im Mittelhirn konzentriert wahrnehmen. Das 6. Chakra ist verbunden mit der Zirbeldrüse, ein lichtsensitives Organ, das häufig auch als »Sitz der Seele« beschrieben wird.

Das Dritte Auge ist das Zentrum der bewussten Wahrnehmung; das Zentrum des äußeren und inneren Sehens, der Sitz unseres Geistes, der Ort, von wo aus unsere täglichen Handlungen und Entscheidungen kontrolliert und geregelt werden. Genauso, wie das energetische Herz mit dem physischen Herzen verbunden ist, ist auch das 6. Chakra als unsere Führungszentrale mit unserem Hirn, dem Nervensystem und dem Denkprozess verbunden. Es ist der Sitz intellektuellen Unterscheidungsvermögens, Erinnerungsvermögens, unserer Fantasie, Intuition und Visionskraft; es spiegelt die einzigartige Fähigkeit wider, uns auf eine spezielle Sache zu fokussieren und unseren Geist in eine bestimmte Richtung zu lenken. Wenn dieses Chakra unterentwickelt ist, sind es unsere Triebe, die uns lenken – wir verhalten uns wie ein Schiff ohne Kapitän. In einen Yoga-Kontext verpackt, bedeutet das: »Geist über Materie«. Es ist die maßgebliche Kraft hinter allen Konzentrations- und Meditationstechniken – wenn wir lernen, den Geist zu trainieren, können wir Energie lenken und Materie beeinflussen.

Die Kraft des Geistes

Ajna bewirkt Manifestation, indem es magnetische Muster festlegt, die jeden Partikel, jede Welle an seinem Platz hält. Ausnahmslos jeder Verwirklichung in unserem Leben gehen Gedanken, Ideen und Vorstellungen auf geistiger Ebene voraus. Wie ein holografisches Bild ist es die mentale, energetische Blaupause für das Leben. Physiologisch regiert diese Energie unseren sich entfaltenden Körper, während wir von einem befruchteten Samen zu einem Erwachsenen heranwachsen.

Die Tradition spricht vom Aufsteigen der Kundalini, dem Aufstieg von Prana Shakti zu ihrem ewigen Geliebten Shiva im 6. Chakra. Ajna, der Mittelpunkt, in dem die finale Vereinigung und das Gleichgewicht zwischen Mond und Sonne als eine Verkörperung der Lebenserweckung vollzogen werden. Auf psychologischer Ebene ist dieses Chakra unsere Kommandozentrale, in der wir rationale Entscheidungen treffen, Handlungen und Gefühle steuern lernen.

Die Energie des Ajna-Chakras existiert als magnetische Achse in allem! Von der kleinsten Zelle zur größten Galaxie – alles, was in der physischen Welt existiert, basiert auf Polarität. Von diesem Ort intuitiver Präzision verbinden wir uns mit der magnetischen Kraft des Geistes und lernen, Prana zu leiten und zu beeinflussen und somit auch unser Leben. Der ungeübte Geist manifestiert sich unkontrolliert als scheinbar zufälliges, chaotisches Leben von Ereignissen, die vom unbewussten Teil des Geistes des Individuums und des Kollektivs in unsere Erfahrung hineingezogen werden. Yoga ist die Praxis, »Geist über Materie« zu meistern und zu leben.

Das 6. Chakra in der Entwicklung

Im Alter von sechs Jahren entwickelt sich das Stirn-Chakra. Das Kind tritt in die Welt des geistigen Wachstums ein. Es entwickelt Freude daran, Zusammenhänge zu entdecken und neue Erkenntnisse zu gewinnen. Deshalb liegt das Einschulungsjahr im sechsten Lebensjahr, Kinder sind dann noch lernoffen und wissbegierig. Denken hat mit Wissen und Erfahrung zu tun. Kinder lernen, kausale Zusammenhänge zu erkennen. Dieses »Kausalitätswissen« wächst durch gegenständliches Erleben und Denken.

YOGA FÜR DAS STIRN-CHAKRA

Beim Yoga für das 6. Chakra sollte es darum gehen, einen klaren, fokussierten Geist zu entwickeln, das Dritte Auge zu erwecken und dich mit deiner Intuition zu verbinden. Übe stets achtsam und lausche auf die Signale deines Körpers.

Diese Praxis darf körperlich »weniger fordernd« sein, da der Fokus auf dem Subtilen und der Entwicklung der Beziehung zum Größeren, Feinstofflichen liegt.

Im Mittelpunkt deiner Praxis stehen die Umkehrhaltungen, diese wirken besonders sattvisch (lichtvoll), spirituell erhebend und hinterlassen ein Gefühl des Friedens. Der Atem fließt während der Praxis gleichmäßig langsam und tief 1:1 Ujjayi. Übe zusätzlich den inneren Fokus, auch mit offenen Augen, halte den Blick weich, um das »Innere Sehen« zu kultivieren. Fokussiere dich in einer statischen Haltung wie z.B.

dem Drehsitz oder dem Adler auf das Dritte Auge. Diese Praxis kann direkt vor dem Schlafengehen zu aktivierend wirken.

Kopfstand und Schulterstand sind nicht für Anfänger geeignet. Bitte keine Umkehrhaltungen bei Problemen mit der Halswirbelsäule, bei Bluthochdruck oder wenn du schwanger bist bzw. nur, wenn du eine erfahrene Yogini bist und dies mit deinem Arzt abgeklärt hast.

Eine Praxis für das Stirn-Chakra verringert dein Kapha (Erde & Wasser), balanciert Pitta (Feuer & Wasser) und erhöht Vata (Luft & Äther). Deshalb bei einer Vata-Imbalance bitte keine Umkehrhaltungen praktizieren.

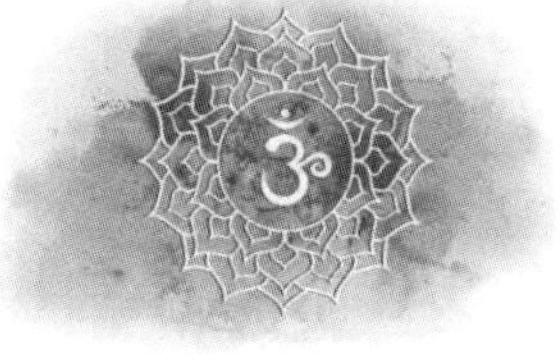

7. CHAKRA

KRONEN-CHAKRA

Sahasrara-Chakra

Deine Verbindung zum Universum
ICH WEISS · I KNOW

DAS KRONEN-CHAKRA IM ÜBERBLICK

Name	Kronen-Chakra
Sanskritname	Sahasrara-Chakra
Bedeutung	Tausendblättriger Lotus, Unendlichkeit
Lokalisierung im Körper	höchster Punkt des Kopfes, Schädeldach, Kopfkrone und darüber hinaus
Yantra/Symbol	Der tausendblättrige Lotus
Zentrale Lebensthemen	Spirituelle Reife, Erleuchtung, Erwachen, Licht, Weisheit, Transzendenz, Meditation, Glückseligkeit, non-duales Bewusstsein, Entgrenzung von Zeit, Raum und Form, Lebenssinn, Seelenaufgabe, Gottvertrauen, Mitgefühl mit allen lebenden Wesen, Überwindung des Wunsches nach Identität, Erkenntnis und Realisierung einer unteilbaren Realität
Schattenaspekte	Mangelndes Vertrauen in Gott und das Leben, Klammern am Ego, innere Leere, Sinnlosigkeit, geistige Verwirrung, Drogen, Festhalten an Besitz, Angst vor dem Tod
Lernaufgabe	Verbindung zum göttlichen Licht; dich als göttliche Seele auf einer irdischen, menschlichen Reise erfahren; deine Seelenaufgabe (Dharma) als Auftrag erkennen und dementsprechend leben; Selbstentwicklung zu deinem Lebensinhalt machen; dein Leben mit einer spirituellen täglichen Praxis bereichern
Farbe	Weiß, Gold, Regenbogenfarben (enthält alle Farben der anderen sechs Chakren)
Element	Reines Bewusstsein

Wirkende Kraft/ Naturgesetz	Bewusstsein, Wahrnehmung, spirituelle Essenz
Ayurvedischer Typ/Dosha	Keines (da zu feinstofflich, jenseits der festen Materie, auf der die Dosha-Bioprogramme wirken)
Körperbereiche/ Karmendriya	Großhirn, Kopf, zentrales Nervensystem
Organe/Drüsen	Schädel, Gehirn, Rückenmark und Hirn, Zirbeldrüse oder Epiphyse (Serotonin und Melatonin)
Sinneswahrnehmung/ Jnanendriya	Alle Sinnesorgane, kosmisches Bewusstsein, non-duale Einheitserfahrung jenseits der weltlichen Identität
Musik	Stille
Ausgleichende, unterstützende Kristalle und Edelsteine	Amethyst, Diamant, klarer Bergkristall
Aroma-Öle	Lotus, Myrrhe, Neroli, Rosenholz, Weihrauch
Ausgleichende, unterstützende Nahrungsmittel	Helle Trauben, Fasten
Gottheiten	Shiva (Gott der Zerstörung und Transformation), Zeus, Hera – die griechische Göttin des Himmels und der Sternenbilder
Archetypen	Das »Channel«
Tiere	Hirsch/Reh, Antilope, Taube
Bija-Mantra	AUM / OM
Affirmation	ICH WEISS / I KNOW

EINFÜHRUNG IN DAS SAHASRARA-CHAKRA

Bedeutung von Sahasrara – die Verbindung nach oben

Das 7. Chakra gilt als Sitz des kosmischen Bewusstseins und heißt im Sanskrit Sahasrara-Chakra; übersetzt bedeutet das »tausendblättriger Lotus«. Sahasrara wird über dem Kopf oberhalb des Scheitels lokalisiert und mit der Fissura longitudinalis (der Spalte zwischen den Gehirnhälften) sowie mit der Zirbeldrüse assoziiert. Diese tiefe Furche, die die Hemisphären trennt, kann aber auch gleichzeitig als vereinendes Element gesehen werden, das uns über die Spaltung hinaushebt. Die Zirbeldrüse kontrolliert den Schlaf-wach-Rhythmus und ist für verschiedene Bewusstseinszustände verantwortlich. Als Hauptregulator nimmt sie Einfluss auf die anderen Drüsen im Körper.

Im 7. Chakra vereinen sich alle Energien der unteren Zentren. Hier können wir Freiheit erfahren, wenn wir uns von der reinen Sinneswahrnehmung und der Angewohnheit unseres Verstandes lösen, alles analysieren und beurteilen zu wollen. In den meisten Yoga-Traditionen hat das 7. Chakra den höchsten Stellenwert. Nachdem die drei unteren Chakren vereint sind, das Herzzentrum erwacht und das »Dritte Auge« im 6. Chakra geöffnet ist, sind wir bereit, uns mit dem nicht-dualen Zustand im 7. Chakra vertraut zu machen. Hier wird Dualität transzendiert. Dieser Erlebnisraum wird auch als Kronen-Chakra bezeichnet: Es kann als goldene oder weiße Lichtkrone über der Schädeldecke erfahren werden (Heiligenschein) und bildet die transzendente Herrschaft über die anderen Chakren. Das Kronen-Chakra repräsentiert das bestimmende Prinzip des Lebens; der Ort, an dem die darunter liegende Ordnung und Bedeutung aller Dinge wahrgenommen wird.

Die Kraft des Bewusstseins

»Ich habe das Bewusstsein verloren« meint gemeinhin, dass du nicht mehr weißt, dass es dich gibt, dass etwas in dir abwesend ist; die Zentrale ist sozusagen abgeschaltet. Trotzdem kann es sein, dass du etwas erinnerst, was auf anderen Bewusstseinsebenen registriert wurde. Wir können uns an unsere Träume erinnern, obwohl unser Wach-Bewusstsein geschlafen hat. Wenn du einen Joint rauchst, erlebst du eine Bewusstseinserweiterung: Deine Wahrnehmung verändert sich, alles wird langsamer und farbintensiver. Dein Bewusstsein kann sich in sehr unterschiedlichen Facetten zeigen: als Traum-, Wach-, kognitives und unterbewusstes Bewusstsein. Je nach Lebenssituation wird ein anderer Bewusstseinszustand abgerufen.

Mit kognitivem Bewusstsein ist die Informationsverarbeitung des Menschen gemeint: alles, was mit Denken, Erinnern, Lernen in einem umfassenderen Sinne zu tun hat. Ein großer Teil der Informationen wird gefiltert, integriert und auf noch andere Weise verändert, bevor sie ins Bewusstsein gelangen.

Der größere Teil der Existenz geht über dualistisches Denken hinaus, ist für uns aber schwerer zugänglich. Orchestermusiker, die ein Musikstück spielen, Künstler, die sich ihrer Intuition hingeben, ein Liebespaar beim Sex, Babys im Schlaf ... erfahren andere Bewusstseinszustände. Einheitsbewusstsein können wir auch durch tiefe Versenkung in der Meditation erfahren. Gibt es ein Bewusstsein ohne Objekt – frei und schwerelos? Diese Bewusstseinsebene nennt man transzendentales Bewusstsein, was eine Öffnung jenseits von rationaler Erkenntnis voraussetzt. Wenn wir den Geist beruhigen und leer machen, dann wird diese Bewusstseinsebene erfahrbar für uns – was bleibt, ist reines Bewusstsein ohne Form.

Das 7. Chakra ist in reines goldenes Licht getaucht. Wenn du etwas Ähnliches in Savasana oder in deiner Meditationspraxis erlebt hast – helles Licht auf der Oberseite deiner Kopfkrone oder hinter deinen geschlossenen Augenlidern –, dann ist das die Realisierung des Sahasrara-Chakras: die Erfahrung von Licht und Schwingung als Fundament der gesamten Schöpfung. Ein Gefühl von Einheit und Verschmelzung mit dem energetischen Feld, in dem wir leben.

Das 7. Chakra in der Entwicklung

Die große Fontanelle – der weiche Teil des Kopfes, über dem das Kronen-Chakra verortet ist – schließt sich erst im zweiten Lebensjahr. Spirituelle Traditionen besagen, dass das 7. Chakra der Ort ist, an dem unsere Seele in den Körper eintritt und durch den sie den Körper im Tod auch wieder verlässt. Direkt nach der Geburt leben Babys völlig in dem Gefühl ungeteilter Einheit, sie kennen keine Trennung zwischen sich und der Mutter. Mit dem siebten Lebensjahr beginnt eine weitere Phase der Abnabelung: Kinder entwickeln spirituelle Bedürfnisse, sie interessieren sich jetzt vermehrt für Gott, den Tod und den Sinn des Lebens.

YOGA FÜR DAS KRONEN-CHAKRA

In einer Praxis für das Kronen-Chakra sollte der Fokus auf der Anregung des Kronen-Chakras, das Tor zum Göttlichen, liegen. Die Praxis darf körperlich »weniger fordernd« sein, da das Subtile und die Entwicklung der Beziehung zum Größeren, Feinstofflichen im Mittelpunkt steht. Yoga-Asanas, die das Kronen-Chakra ansprechen, sind vor allem Umkehrhaltungen (Schulterstand und Kopfstand) und Streckungshaltungen (z. B. Hund, Berghaltung und Krieger II).

Umkehrhaltungen kultivieren Sattva (lichtvolle, friedvolle Energie) und sind die beste Vorbereitung für die Meditation. In der Meditation können wir uns mit dem Göttlichen, unserer Seele, verbinden. Der Atem fließt während der Praxis gleichmäßig, langsam und tief 1:1 Ujjayi. Bitte schließe an jede Asana-Sequenz stets eine Pranayama- und Meditationspraxis an, um die oberen Chakren zu öffnen und zu entwickeln.

Yoga für das Kronen-Chakra ist direkt vor dem Schlafengehen nicht geeignet, da die Praxis zu aktivierend wirkt. Kopfstand und Schulterstand sind nicht für Yoga-Anfänger geeignet. Bitte keine Umkehrhaltungen bei Problemen in der Halswirbelsäule, Bluthochdruck oder wenn du schwanger bist bzw. nur, wenn du dies mit deinem Arzt abgeklärt hast.

Die Kronen-Chakra-Praxis verringert dein Kapha (Erde & Wasser), balanciert Pitta (Feuer & Wasser) aus und erhöht Vata (Luft & Äther).

ABSCHLIESSENDE WORTE

Ich hoffe, du hattest eine wundervolle, erlebnisreiche Reise durch deine Chakren-Welt und konntest mithilfe der *CHAKRA YOGA BOX* viele wertvolle Erkenntnisse gewinnen und Inspirationen sammeln. Ich wünsche mir für dich, dass du beim Lesen und Üben viele AHA-Momente erleben konntest und Klarheit darüber erlangt hast, welche Themen in deinem Leben mehr Aufmerksamkeit brauchen.

Zum Abschluss möchte ich noch einmal betonen, wie sehr eine spirituelle Praxis dein Leben bereichern kann. In unserer lauten und schnelllebigen Welt, wo wir täglich mit unzähligen Bildern und Informationen konfrontiert werden, ist es wichtiger denn je, deine Balance zu finden und nach innen zu schauen. Deshalb ist mein Wunsch für dich: Nimm dir regelmäßig etwas Zeit, um in die Stille zu gehen und dich aktiv mit deinem Innersten, dem Heiligsten in dir, zu verbinden. Erinnere dich an dein inneres Licht und an deine Bestimmung: Remember who you are!

Und wenn du mal weniger Zeit für Stille in deinem Leben hast, können es schon kleine Momente der Achtsamkeit sein, mit denen du im Alltag in Verbindung mit dir selbst gehen kannst. Praktiziere für 5 Minuten eine Atemübung, schreibe ein paar Zeilen in dein Tagebuch oder rezitiere innerlich ein Mantra in der U-Bahn auf dem Weg zur Arbeit. Schon allein das Lesen einer Affirmation oder das Betrachten deiner Lieblingsgottheit können eine positive und heilsame Wirkung auf dich haben.

Ich wünsche mir, dass die Chakren-Lehren und diese Karten dein Leben nachhaltig bereichern werden. Letztendlich geht es darum, immer wieder zu einer Art der Praxis zurückzukehren, die dich spirituell nährt und an dein inneres Licht, dein wahres Selbst erinnert. Egal, wie kurz diese Praxis auch sein mag.

Hast du Lust, deine Erfahrungen mit den Chakra-Karten zu teilen, um auch andere damit zu inspirieren? Dann mache gerne ein Foto von deiner Lieblingskarte und zeige, wie du sie in deinen Alltag integrierst, poste es auf Instagram und verlinke mich darin @wandabadwal. Ich freu mich jetzt schon darauf, zu sehen, wie deine Chakren-Karten dich begleiten.

In Liebe & Dankbarkeit

Deine Wanda ♡

Let's keep in touch:
Weitere Infos zu meiner Arbeit, meinen Angeboten und Weiterbildungen findest du auf meiner Website:

wandabadwal.com

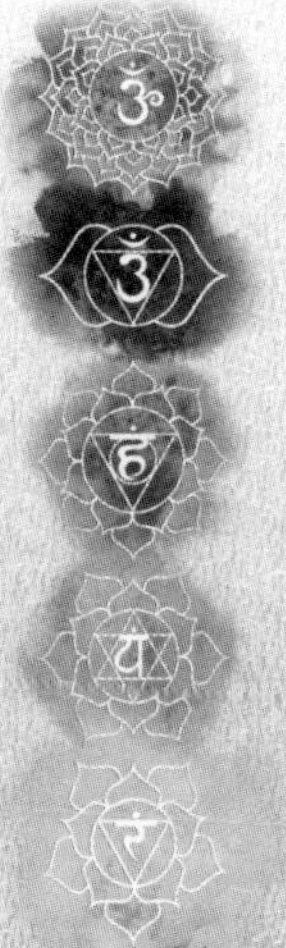
ॐ
ॐ
हं
यं
रं
वं
लं

Nr.	Name	Sanskrit	Übersetzung	Lokalisierung im Körper	Yantra/Symbol	Zentrale Lebensthemen
7	Kronen-Chakra	Sahasrara	Tausendblättriger Lotus	Kopfkrone, Raum zwischen Gehirn und Schädel	In weißem Licht leuchtender Lotus	Reines, non-duales Bewusstsein, spirituelle Reife, Erwachen, Licht, Weisheit, Meditation, Glückseligkeit, Dharma
6	Stirn-Chakra	Ajna	Kontrollzentrum	Punkt zwischen den Augenbrauen, Mittelhirn	Nach unten zeigendes gelbes Dreieck, umringt von einem Kreis, im Zentrum eine weiße Flamme, von 2 Blütenblättern umringt	Vision, 6. Sinn, Intuition, Hellsehen, Höheres Wissen, Manifestationskraft, Geist, Gedanken, Klarheit, Fokus, Weisheit, Selbstkontrolle
5	Kehl-Chakra	Vishuddha	Zentrum der Reinheit	Kehle	Himmelblauer Kreis (Vollmond), umringt von 16 Blütenblättern	Kommunikation, Klang, Resonanz, Kreativität, Inspiration, Selbstausdruck, Wahrheit, Offenheit, Sprache, Kunst, Musik
4	Herz-Chakra	Anahata	Immerwährender Klang	Zwischen den Schulterblättern, Herzraum	2 graublaue ineinandergreifende Dreiecke (Davidstern) in einem Kreis, umringt von 12 Blütenblättern	Bedingungslose Liebe, Glückseligkeit, Mitgefühl, Freude, Leichtigkeit, Dankbarkeit, Frieden, Vergebung, Hilfsbereitschaft
3	Nabel-Chakra	Manipura	Stadt der Juwelen	Nabel	Nach unten gerichtetes rotes Dreieck, umringt von einem Kreis mit 10 Blütenblättern	Energie, Motivation, Tatkraft, Transformation, Selbstbewusstsein, Mut, Persönlichkeit, Erfolg, Leidenschaft, Disziplin
2	Sakral-Chakra	Svadhisthasana	Wohnort des Selbst	Spitze des Kreuzbeins	Weißer Halbmond in ozeanblauem Kreis, umringt von 6 Blütenblättern	Lebensfreuden, Lust, Genuss, Sinnlichkeit, Sexualität, Erotik, Zeugung, Verbindung, Beziehung, Emotionen, Kreativität
1	Wurzel-Chakra	Muladhara	Wurzelfundament	Ende der Wirbelsäule, Damm	Nach unten gerichtetes Dreieck, umringt von einem gelben Quadrat mit 4 Blütenblättern; schlafende Schlange 3 ½-mal um einen Shiva Lingam gewickelt	Überleben, Erde, Wurzeln, Körper, Nahrung, Materie, Stabilität, Sicherheit, Urvertrauen, Zuhause, Selbstwertgefühl

Farbe	Element	Dosha	Vayu	Körperbereiche, Organe, Drüsen	Sinneswahr-nehmung	Asana-Kategorien	Affirmation	Bija-Mantra
Gold, Weiß, Regen-bogen-farben	Reines Bewusst-sein	–	–	Großhirn, Schädel, Rücken-mark, Zirbel-drüse	Sämtliche Sinneswahr-nehmungen	Umkehr-haltungen, Streckungen	Ich weiß / I KNOW	AUM / OM
Dunkel-violett, Indigo	Geist	–	–	Kleinhirn, Stirn, Gesicht, Nase, Augen, Nerven & Hormonsystem, Hypophyse	Über-natürliche Wahr-nehmung	Umkehr-haltungen, Streckungen, Drehungen	Ich sehe / I SEE	OM / KSHAM
Himmel-blau	Äther / Raum	Vata (Luft & Äther)	Udana	Hals, Mund, Nacken, Sprechapparat, Bronchien, Schilddrüse	Hören	Rückbeugen, Umkehr-haltungen	Ich spreche / I SPEAK	HAM / HANG
Hellgrün, Hellrosa	Luft	Vata (Luft & Äther)	Prana	Herz, Lungen, Zwerchfell, Haut, Hände, Thymus-drüse, Immun-system	Fühlen, Tasten	Seitbeugen, Rückbeugen	Ich liebe / I LOVE	YAM / YANG
Sonnen-gelb	Feuer	Pitta (Feuer & Wasser)	Samana	Verdauungs-system, Magen, Gallenblase, Darm, Leber, Bauchspeichel-drüse	Sehen	Seitbeugen, Rückbeugen, Drehungen	Ich will / I CAN	RAM / RANG
Orange	Wasser	Kapha (Erde & Wasser)	Apana	Unterleib, Becken, Nieren, Blase, Fort-pflanzungs-organe	Schmecken	Vorbeugen mit Fokus auf die Hüftöffner	Ich fühle / I FEEL	VAM / VANG
Kräftiges Rot, Braun	Erde	Kapha (Erde & Wasser)	Apana	Alle Muskeln, Skelettsystem, Zähne, Nägel, Steißbein, Beine, Füße, Enddarm, Dickdarm, Nebennieren	Riechen	Vorbeugen	Ich bin / I AM	LAM / LANG

Wanda Badwal

YOGA

Die 108 wichtigsten Übungen und ihre ganzheitliche Wirkung

»Yoga erinnert uns daran, wer wir wirklich sind.«
Wanda Badwal

Die charismatische Yogalehrerin Wanda Badwal erklärt in ihrem Praxisbuch die wichtigsten 108 Asanas und deren Variationen step-by-step. Sie zeigt, wie sich jede der Übungen energetisch auf Körper, Geist und Emotionen, die Chakren und unseren ayurvedischen Konstitutionstyp auswirkt. Außerdem gibt sie Hilfestellungen, um mögliche Fehler zu vermeiden, und praktische Ratschläge für die individuelle Yoga-Praxis zu Hause.
Das ideale Buch für alle Anfänger und die, die ihre Yoga-Praxis weiter vertiefen möchten. Inklusive Warm-up-Sequenzen, Atem- und Meditationsübungen.

»Wanda ist eine leidenschaftliche und kompetente Yogalehrerin, die Yoga in seiner ganzheitlichen Form weitergibt.«
Patrick Broome

KNAUR
BALANCE

Wanda Badwal

CHAKRA YOGA

Die wichtigsten Übungen zu den 7 Chakren für mehr Klarheit, Energie und Heilung

Erwecke dein volles Potenzial und lebe im Einklang mit deinem höchsten Selbst

In diesem liebevoll und übersichtlich gestalteten Yoga-Ratgeber führt dich die beliebte Yoga-Lehrerin Wanda Badwal in die faszinierende Welt der Chakren ein. Welche Bedeutung haben Chakren und wie komme ich mit ihnen in Kontakt? Sind meine Chakren im Gleichgewicht? Wie kann ich das Wissen über die Chakren in meinen Alltag integrieren?
Wanda vermittelt dir umfangreiches Wissen rund um das Chakren-System. Sie zeigt anhand wirkungsvoller Praktiken, wie du zum Beispiel mit Asanas, Atemübungen, Meditationen, Journaling-Fragen, Affirmationen und einigen weiteren hilfreichen Tipps für die eigene Lebensgestaltung deine Chakren erwecken, stärken und harmonisieren kannst. Dieses Buch ist für alle Yogi-Levels geeignet, egal ob Anfänger*innen, Fortgeschrittene oder Yogalehrer*innen. Know your Chakras, know yourself.

KNAUR
BALANCE

Wanda Badwal

DEINE YOGA-BOX

Individuelle Übungen für jeden Tag

Alles Wissenswerte rund um
deine persönliche Yoga-Praxis

Stelle dir deine individuellen Asanas zusammen – ob zu Hause im Wohnzimmer, am Strand oder gemeinsam mit Freund*innen im Yoga-Studio. Wanda Badwal erklärt in diesem Booklet klar und kompetent, was man zum Üben mit den 60 Yoga-Karten wissen muss. Auf einen Blick kannst du die Wirkungsweise der Asanas erkennen: ob du die Übung lieber morgens oder abends ausüben solltest, die Asana energetisierend oder beruhigend wirkt, auf welches Chakra und welche ayurvedischen Doshas sie wirkt. Enjoy!

KNAUR
BALANCE

Marcel Clementi

GOOD VIBES YOGA

Wie du zu innerer Balance, Achtsamkeit und Glück findest

Finde deine persönliche Good-Vibes-Routine!

Der international erfolgreiche Yogalehrer Marcel Clementi weiß, dass Yoga mehr kann, als uns zu körperlicher Power zu verhelfen. In einer Welt voller Hektik, Leistungsdruck und Stress unterstützen gezielte Übungen aktiv bei Stressabbau, Konzentration und innerer Balance. Dank der Kombination aus Asana-Übungen und Mindful-Techniken ist es möglich, eine eigene Yoga-Routine für mehr Gesundheit, Freude und Erfolg zu kreieren.

Dieses Buch bietet dir:

- über 150 Asana-Fotos mit Schritt-für-Schritt-Anleitungen,
- Infos zu den Top 10 der größten Yogamythen,
- Einblicke in Marcels spannende Biografie,
- wertvolle Coaching-Impulse und inspirierende Quotes,
- QR-Codes mit Meditationen, die Marcel selbst eingesprochen hat.

KNAUR BALANCE

Inge Schöps

BE NATURE

80 Yoga-Übungen, die dich mit Himmel und Erde verbinden

»Das allumfassende System der 5 Elemente schenkt dir Balance, Harmonie und genau die Kraft, die du gerade brauchst – nutze es und komme in Einklang mit der Natur, auch mit deiner eigenen!«

Inge Schöps

Alles in der Natur besteht aus fünf Elementen: Erde, Wasser, Feuer, Luft und Raum. Jedem dieser fünf Elemente werden individuelle und einzigartige Eigenschaften und Qualitäten zugesprochen. Die langjährige Yogalehrerin und Bestsellerautorin Inge Schöps bietet gezielte Yoga- und Atemübungen sowie Meditationen, um sich mit der Kraft der fünf Elemente zu verbinden. So können wir Disbalancen in Körper, Geist und Seele selbst ausgleichen und zu innerer Zufriedenheit und persönlicher Balance finden.

KNAUR
BALANCE